Online-Gentests

Caroline Lehmann

Online-Gentests

Eine kritische Analyse der Chancen
und Risiken unter besonderer
Berücksichtigung rechtlicher und
ethischer Aspekte

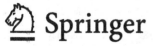 Springer

Caroline Lehmann
Kronberg, Deutschland

ISBN 978-3-658-32503-9   ISBN 978-3-658-32504-6   (eBook)
https://doi.org/10.1007/978-3-658-32504-6

Die Deutsche Nationalbibliothek verzeichnet diese Publikation in der Deutschen Nationalbiblio-
grafie; detaillierte bibliografische Daten sind im Internet über http://dnb.d-nb.de abrufbar.

Planung/Lektorat: Renate Scheddin
Springer ist ein Imprint der eingetragenen Gesellschaft Springer Fachmedien Wiesbaden GmbH
und ist ein Teil von Springer Nature.
Die Anschrift der Gesellschaft ist: Abraham-Lincoln-Str. 46, 65189 Wiesbaden, Germany

„Today we are learning the language in which God created life"

Bill Clinton, 42. Präsident der USA, bei der Bekanntgabe der Ergebnisse des Humangenomprojektes am 26. Juni 2000

Vorwort

Es ist das Anliegen der Arbeit, in dem Umfang wie es die Vorgaben der Masterthese zulassen, einen Beitrag zu rechtlichen und ethischen Fragestellungen im Bereich der genetischen Online-Testung zu leisten. Obwohl die Arbeit beide Wissenschaften berücksichtigt, werden medizinethische Problemstellungen oft aus rechtswissenschaftlicher Perspektive geschildert.

Der Trend der Online-Gentests demonstriert eindrucksvoll die neuen Herausforderungen unserer Zeit. Vor dem Hintergrund aktueller technischer Entwicklungen im Bereich der Gendiagnostik setzt sich die Arbeit mit der rechtlichen Zulässigkeit sowie den Chancen und Risiken auseinander, die mit einer online verfügbaren genetischen Testung verbunden sind. Es werden unterschiedliche Positionen und Argumente beleuchtet und die wichtigsten ethischen Aspekte diskutiert. Abschließend werden Vorschläge für gesetzliche und gesellschaftliche Regelungen erarbeitet. Ausgangspunkt der Arbeit ist eine Stellungnahme des Deutschen Ethikrates zu der rechtlichen Zulässigkeit der Online-Gentests, die im weiteren Verlauf bearbeitet wird.

Mein erster Dank gilt Herrn Professor Dr. Tunder für die Erstbegutachtung der Arbeit. Seine inspirierenden Fragen und wertvollen Vorlesungen bereicherten in hohem Maße mein gesamtes MBA-Studium.

Ein herzlicher Dank geht zudem an Herrn Professor Dr. Raatzsch, der sich bereit erklärte, die vorliegende Arbeit als Zweitgutachter zu übernehmen. Seine Darlegung zur Komplexität der Moral anhand des Enron-Skandals bleibt unvergessen.

Kronberg   Caroline Lehmann
28.10.2019

Anmerkung der Autorin

In der vorliegenden Arbeit wird aus Gründen der besseren Lesbarkeit die männliche Form gewählt. Die jeweiligen Begriffe gelten jedoch in der weiblichen Form entsprechend.

Abbildungen, Tabellen und Darstellungen ohne Quellenangabe wurden von der Autorin erstellt.

Inhaltsverzeichnis

1 **Einleitung** 1
  1.1 Ausgangssituation 1
  1.2 Problemstellung und Ziel der Arbeit 3
  1.3 Vorgehensweise und Überblick über den Aufbau der Arbeit 5

2 **Allgemeine Grundlagen und Definitionen** 7
  2.1 Online-Gentests: Früher und Heute – ein Überblick 7
  2.2 Naturwissenschaftliche Grundlagen 8
  2.3 Rechtliche Rahmenbedingungen in der Gendiagnostik 11
        2.3.1 Grundrechte 11
        2.3.2 Das Gendiagnostikgesetz 12

3 **Methode** 15
  3.1 Datenerhebung für die Marktanalyse zu Online-Gentests 15
  3.2 Statistische Datenanalyse 18

4 **Ergebnisse** 21
  4.1 Marktanalyse zu Online-Gentests 21

5 **Diskussion** 75
  5.1 Kritische Analyse der Studienergebnisse 75
  5.2 Rechtslage der Online-Gentests hinsichtlich des GenDG 77
        5.2.1 Prüfung der Zulässigkeit 77
        5.2.2 Prüfung des Anwendungsbereiches 85
  5.3 Chancen und Risiken von Online-Gentests 91
  5.4 Ethische Analyse und Lösungsvorschläge 98
  5.5 Stärken und Schwächen der vorliegenden Arbeit 111

6   Zusammenfassung und Ausblick 115

Literaturverzeichnis 119

Abkürzungsverzeichnis

a.F.	alte Fassung
Abb.	Abbildung[en]
Abs.	Absatz
AGB	Allgemeine Geschäftsbedingungen
App	engl. *Application software*, Anwendungssoftware
Aufl.	Auflage
AUS	Australien
AUT	Österreich
BÄK	Bundesärztekammer
BEL	Belgien
BMG	Bundesgesundheitsministerium
BMG	Bundesministerium für Gesundheit
BRB	Barbados
bspw.	beispielsweise
BT-Drucks.	Drucksache des Deutschen Bundestages
BVerfGE	Bundesverfassungsgericht
bzw.	beziehungsweise
CAGR	engl. *compound annual growth rate*, durchschnittliche jährliche Wachstumsrate
CAN	Kanada
CHE	Schweiz
CHN	China
DEU	Deutschland
DNA	engl. *desoxyribonucleic acid*, Desoxyribonukleinsäure
DNK	Dänemark
DSGVO	Datenschutz-Grundverordnung

EASAC	engl. *European Academies Science Advisory Council*, Initiative des Wissenschaftsbeirats der Europäischen Akademien
engl.	englisch
ESP	Spanien
EST	Estland
EU	Europäische Union
FDA	engl. *Food and Drug Administration*, US-amerikanische Behörde für Lebensmittel- und Arzneimittelsicherheit
FEAM	engl. *Federation of European Academies of Medicine*, Verband der Europäischen Akademien von Medicine
FIN	Finnland
Fn.	Fußnote
FRA	Frankreich
GAFA	Google, Apple, Facebook und Amazon
GB	Großbritannien
GEKO	Gendiagnostik-Kommission
GenDG	Gendiagnostikgesetz
GG	Grundgesetz
GKV	Gesetzliche Krankenversicherung
GRCh	Charta der Grundrechte der Europäischen Union
i.d.S.	in diesem Sinne
i.S.v., i.S.d., i.S.e	im Sinne von, im Sinne des/der, im Sinne einer/eines
IND	Indien
IRL	Irland
ISR	Israel
ITA	Italien
IVD	In-Vitro-Diagnostika
IVD-V	In-Vitro-Diagnostika-Verordnung
MBO-Ä	(Muster-)Berufsordnung für Ärzte in Deutschland
mglw.	möglicherweise
Mio.	Millionen
MPG	Medizinproduktegesetz
Mrd.	Milliarden
MVZ	Medizinisches Versorgungszentrum
MYS	Malaysia
NZL	Neuseeland
Rn.	Randnummer
RUS	Russland
s.	siehe

S.	Satz
SVN	Slowenien
SWE	Schweden
USA	engl. *United States of America*, Vereinigte Staaten von Amerika
VAE	Vereinigte Arabische Emirate
vgl.	vergleiche
WES	engl. *whole exome sequencing*, Exomsequenzierung
WGS	engl. *whole genome sequencing*, Gesamtgenomsequenzierung
ZAF	Südafrika

Abbildungsverzeichnis

Abbildung 1.1   Technological advances in the genome sequencing
                area (Statista, 2019d)   2
Abbildung 1.2   Weltweiter Marktumsatz für Online-Gentests
                (Statista, 2019c)   3

Tabellenverzeichnis

Tabelle 2.1   Bedeutung und Aussagekraft verschiedener
               Testkategorien   9
Tabelle 2.2   Für Online-Gentests relevante Grundrechtsgarantien   12
Tabelle 3.1   Ein- und Ausschlusskriterien der Marktanalyse   17
Tabelle 3.2   Suchstrategie der Marktanalyse   17
Tabelle 3.3a   Analyseinhalte der Webseiten Teil 1   18
Tabelle 3.3b   Analyseinhalte der Webseiten Teil 2   19
Tabelle 3.4   Einteilung des Produktportfolios der DTC-Anbieter   19
Tabelle 4.1   Trefferliste der DTC-Anbieter   22
Tabelle 4.2   Ergebnisse der Marktanalyse – Einzeldarstellung   23
Tabelle 4.3a   Länderverteilung der DTC-Anbieter, tabellarisch   54
Tabelle 4.3b   Länderverteilung der DTC-Anbieter, grafisch   55
Tabelle 4.4   Anteil deutscher und ausländischer DTC-Anbieter   58
Tabelle 4.5   Weltweite Verteilung der DTC-Anbieter   58
Tabelle 4.6   Sonstige Bemerkungen zu DTC-Anbietern   59
Tabelle 4.7a   DTC-Anbieter und ihr Angebotsspektrum   59
Tabelle 4.7b   Verteilung der verschiedenen Testkategorien   60
Tabelle 4.8   Einteilung in eine oder mehr Testkategorien   61
Tabelle 4.9   DTC-Anbieter mit Herkunftsanalysen   62
Tabelle 4.10   DTC-Anbieter mit Testungen zu erblichen
               Erkrankungen   62
Tabelle 4.11   Einteilung in gesundheitsbezogene Gentests   63
Tabelle 4.12   Sprachen der Webseiten   64
Tabelle 4.13   Material für den Gentest   65
Tabelle 4.14   Verwendung einer Gen-App   66
Tabelle 4.15   Verkauf über Bestellformular oder Webshop   67

Tabelle 4.16   Verkauf über Amazon 67
Tabelle 4.17a   Weitere Spezifikationen der DTC-Anbieter,
                tabellarisch 68
Tabelle 4.17b   Weitere Spezifikationen der DTC-Anbieter, grafisch 69
Tabelle 4.18   Übersicht über deutsche DTC-Anbieter 70
Tabelle 4.19   Deutsche DTC-Anbieter und ihr Angebotsspektrum 71
Tabelle 4.20   Deutsche DTC-Anbieter: Amazon, Probenmaterial
                und Gen-App 72
Tabelle 4.21a   Weitere Spezifikationen deutscher DTC-Anbieter,
                tabellarisch 72
Tabelle 4.21b   Weitere Spezifikationen deutscher DTC-Anbieter,
                grafisch 73
Tabelle 5.1   Testkategorien innerhalb und außerhalb des
                GenDG-Regelungsbereichs 86
Tabelle 5.2   Chancen und Risiken von Online-Gentests 107
Tabelle 5.3   Lösungsmodelle zur Regulierung von
                Online-Gentests 111
Tabelle 5.4   Schwächen der durchgeführten Studie zur
                DTC-Branche 113
Tabelle 5.5   Schwächen der rechtlichen Bewertung der
                DTC-Branche 114

Einleitung 1

1.1 Ausgangssituation

Online-Gentests oder Direct-to-Consumer (DTC)-Gentests sind kommerziell verfügbare Untersuchungen zur Bestimmung individueller genetischer Merkmale eines Menschen. Online-Gentests werden Kunden weltweit über das Internet, Fernsehen oder sonstige Vertriebswege ohne Beteiligung eines Arztes angeboten. Mit der Entschlüsselung des menschlichen Genoms im Rahmen des Humangenomprojektes wurde die Basis für die Entwicklung immer effektiverer und kostengünstigerer Analysemethoden geschaffen. War die Durchführung eines Gentests noch bis vor Kurzem mit immensen Kosten und einem erheblichen Zeitaufwand verbunden, so ist es heute angesichts des rasanten technischen Fortschritts und der damit einhergehenden sinkenden Sequenzierungskosten immer schneller und preiswerter möglich, einen solchen Test durchführen zu lassen (Abb. 1.1). Vor diesem Hintergrund begannen private Gentestfirmen ihren Fokus auf Kunden außerhalb des Gesundheitssystems auszurichten. Inzwischen ist ein florierender Markt an privat käuflichen genetischen Analysen entstanden. Nach Schätzungen der Unternehmensberatung KPMG wird sich im Jahre 2020 das weltweite Marktvolumen für Online-Gentests auf 1,15 Mrd. USD belaufen (Abb. 1.2). Mehrere Marktforschungsberichte gehen von einer konstanten durchschnittlichen jährlichen Wachstumsrate (CAGR) von 20 % aus (BIS Research, 2019; Credence Research, 2018; Global Market Insights, 2019; Research and Markets, 2019b). Auch in Deutschland ist die Nutzung privater Gentests in den letzten Jahren stark gestiegen (Plöthner & Schulenburg, 2017; Research and Markets, 2019a). Die Hauptakteure unter den DTC-Anbietern sind Firmen wie AncestryDNA,

MyHeritage oder 23andMe (Pandya, 2019). Der weltweite Markt frei käufli-
cher Erbgut-Analysen wird von einem massiven Zustrom neuer Marktteilnehmer
geprägt. Investoren wie Google oder Spotify beteiligen sich an Gentestfirmen und
treiben den Markt erheblich voran (GenomeWeb, 2015; Stoeklé, 2016; Zhang,

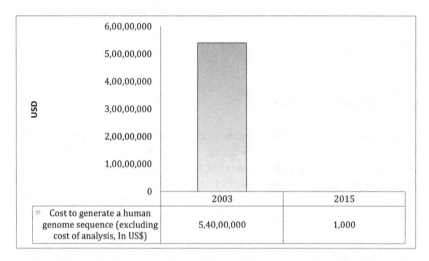

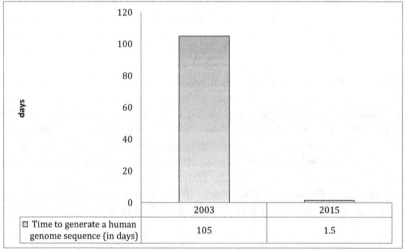

Abbildung 1.1 Technological advances in the genome sequencing area (Statista, 2019d)

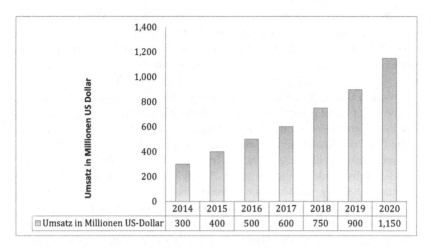

Abbildung 1.2 Weltweiter Marktumsatz für Online-Gentests (Statista, 2019c)

2018). Die hohen Wachstumsraten lassen erwarten, dass in den nächsten Jahren die kommerzielle Nutzung von privaten Erbgut-Tests weiter steigt. Solche Testverfahren unterliegen gesetzlichen Bestimmungen und bieten Chancen aber auch Risiken, wenn sie über das Internet ohne Beteiligung eines Arztes angeboten werden.

1.2 Problemstellung und Ziel der Arbeit

Im Zuge der personalisierten Medizin wächst der Anteil der Menschen, die auf Grundlage ihrer Gene außerhalb des klassischen Versorgungssystems personalisierte Gesundheits-empfehlungen und individuelle Erkrankungsrisiken suchen (Joyner & Paneth, 2015; Schork, 2015). Zu diesem Zweck ist das Internet ein wesentliches Instrument für den Zugang zu Gesundheitsfragen geworden (Tonsaker, Bartlett, & Trpkov, 2014). Informationen über Erkrankungen sind online von zu Hause aus verfügbar, und nicht mehr der Arzt, sondern „Dr. Google" ist oft die Hauptquelle für gesundheitsbezogene Fragen (Fox, 2013; Hübner, 2016; Lee, Hoti, Hughes, & Emmerton, 2014). Der gesellschaftliche Trend und der wissenschaftlich-technologische Fortschritt sind Schlüsselfaktoren der DTC-Branche. Durch diese Entwicklung entsteht neben dem klassischen

Gesundheitssystem in zunehmenden Maße ein online-basierter Markt an privaten Gesundheitsdienstleistungen (Research and Markets, 2019b).

Der Vorgang der Bestellung und Befundmitteilung erfolgt bei Online-Gentests weitgehend anonym – der Kontakt zu einem Arzt ist nicht vorgesehen. Der Kunde wählt auf der Webseite des Anbieters aus den angebotenen Testkategorien einen gewünschten Gentest aus. Nach der Bestellung erhält er per Post ein Test-Kit, welches er mit Speichel befüllt und an den Anbieter zurücksendet. Die Auswahl des jeweiligen Gentests erfolgt durch den Nutzer selbst, ohne dass ein Arzt überprüft, ob die Frage des Käufers mit diesem Gentest beantwortet werden kann (Wysocki & Osier, 2019). Sobald die genetischen Testergebnisse fertig sind, hat der Kunde über die Webseite des Anbieters einen Zugriff auf seine genetischen Befunde. Der klassische Weg im deutschen Gesundheitssystem einen Gentest durchzuführen, bedeutet, dass ein Arzt aufgrund klinischer Symptome beim Patienten oder seinen Angehörigen einen solchen Test empfiehlt und, ggf. unter Heranziehung eines Facharztes für Humangenetik, die Untersuchung veranlasst oder eine entsprechende Überweisung vornimmt. Online-Gentests eröffnen die Möglichkeit, genetische Analysen auch unabhängig von diesem Weg ohne ärztlichen Kontakt anzubieten. In Deutschland setzen jedoch gesetzliche Bestimmungen des Gendiagnostik-gesetzes (GenDG) einen Rahmen um die Diagnostik genetischer Analysen und stellen insbesondere die Veranlassung, Aufklärung, Einwilligung und Ergebnismitteilung von genetischen Untersuchungen unter einen Arztvorbehalt. In diesem Zusammenhang stellt sich die Frage der Rechtmäßigkeit des Online-Vertriebs von genetischen Analysen. Der Deutsche Ethikrat hat in seinem Positionspapier zu dieser Problematik angemerkt:

> „Mit den sog. Direct-to-Consumer-Gentests, mit denen in erheblichem Umfang auch Krankheiten und Krankheitsdispositionen ermittelt werden, können die vorbeschriebenen Standards des Gendiagnostikgesetzes für genetische Tests zu medizinischen Zwecken nicht erfüllt werden" (Deutscher Ethikrat, 2014b, S. 91).

Die vorliegende Arbeit greift die Fragestellung des Deutschen Ethikrates auf. **Ziel der vorliegenden Studie** ist es, anhand einer Marktanalyse einen aktuellen Überblick über den globalen Markt der Gentest-Anbieter zu geben und diese hinsichtlich ihrer Zulässigkeit nach deutschem Recht, insbesondere des GenDG, zu prüfen. Sodann sollen Chancen und Risiken der Online-Gentests sowie die ethischen Gesichtspunkte von online-basierten genetischen Testungen erörtert werden. Ob und inwieweit gesetzgeberischer Handlungsbedarf besteht, wird abschließend anhand von Lösungsmöglichkeiten erarbeitet.

1.3 Vorgehensweise und Überblick über den Aufbau der Arbeit

Die vorliegende Untersuchung befasst sich mit der Erörterung von Chancen und Risiken von Online-Gentests sowie mit der rechtlichen Situation und der sich hieraus ergebenden ethischen Debatte. Da die Gesetzeslage in Deutschland regulierend auf die Durchführung von Gentests eingreift, wird die Erörterung der Chancen und Risiken erst nach der Darlegung der Rechtslage erfolgen. Durch dieses Vorgehen soll deutlich werden, welche konkreten Vor- und/oder Nachteile selbst durch die gesetzlichen Regelungen für die Nutzer noch bestehen bleiben oder zukünftig noch relevant werden können. Der Umgang mit genetischen Analysen wird in Deutschland durch das GenDG geregelt, sodass die Arbeit hier ihren Fokus setzt. Jedoch sind nicht alle genetischen Analysen vom GenDG erfasst. Daher erfordert die Überprüfung der Rechtslage diesbezüglich eine differenzierte Betrachtung. Es gilt hier zu überprüfen, ob die jeweiligen genetischen Testkategorien vom GenDG erfasst sind und wenn ja, ob sie gegen diese gesetzlichen Vorschriften verstoßen.

Um die Thematik bearbeiten zu können, bedarf es einerseits einer Übersicht über die DTC-Branche mit den verschiedenen Gentest-Angeboten und andererseits der Kenntnis der relevanten Regelungsinhalte und Spezifikationen des GenDG. Kap. 2 gibt daher einen Überblick über die allgemeinen medizinischen und rechtlichen Grundlagen. Neben den medizinisch-naturwissenschaftlichen Sachverhalten werden die wichtigsten gesetzlichen Regelungen im Bereich der Gendiagnostik zusammengefasst und der Fokus wird auf die tragenden Leitprinzipen und Grundsätze des GenDG gelegt. Dies schafft den Grundstein für die Erörterung der Frage, ob die kommerziell verfügbaren Testkategorien gegen das GenDG verstoßen und welche der angebotenen Gentests vom Anwendungsbereich des GenDG erfasst sind. Um ein Verständnis des neuen Trends der Online-Testung zu vermitteln, wird die Entwicklung der DTC-Branche in ihren Grundzügen skizziert. Kap. 3 bildet umfassend die Methodik der Marktanalyse ab, sodass in Kap. 4 die Ergebnisse der Studie dargestellt und in Abschn. 5.1 kritisch diskutiert werden können. Der Umfang der Marktanalyse konzentriert sich auf die Durchführung einer detaillierten Studie der online verfügbaren Gentest-Angebote. Die Marktanalyse bietet die Möglichkeit, umfassende Einblicke in die DTC-Branche zu gewinnen. Darüber hinaus umfasst die Studie eine detaillierte Produktbeschreibung und analysiert die wichtigsten Hersteller mit ihrem Leistungsspektrum. Anschließend erfolgt in Abschn. 5.2 die Diskussion zur Zulässigkeit der Online-Gentests hinsichtlich des GenDG. In Abschn. 5.3 erfolgt eine kritische Auseinandersetzung mit den Chancen und Risiken von Online-Gentests. Auf Basis der dargestellten Rechtslage und der erarbeiteten Risiken umfasst Abschn. 5.4 die ethische Analyse. Hierbei werden gesetzliche Defizite im Bereich des GenDG aufgezeigt und Handlungsempfehlungen ausgesprochen. In diesem Zusammenhang werden Stellung-nahmen, insbesondere des Deutschen Ethikrates, bearbeitet. Abschließend wird in Abschn. 5.5 auf Stärken und Schwächen der vorliegenden Arbeit eingegangen. Zuletzt erfolgt eine die Thematik abrundende Zusammenfassung und es wird ein Ausblick auf zukünftige Herausforderungen im Umgang mit der DTC-Branche gegeben. Im Zentrum der Arbeit stehen:

1. Marktanalyse zur DTC-Branche anhand einer systematischen Internetrecherche
2. Prüfung der Rechtslage zu Online-Gentests hinsichtlich ausgewählter relevanter Regelungsbereiche des GenDG; Überprüfen der These des Deutschen Ethikrates zur Zulässigkeit von Online-Gentests
3. Kritische Auseinandersetzung mit Chancen und Risiken sowie ethische Betrachtung von Online-Gentests auf der Grundlage der analysierten Befunde

Aufgrund der Vielschichtigkeit der Thematik und der Vorgaben zum Umfang der Masterthese können nicht alle Sachverhalte der Rechtswissenschaft und der ethischen Problematik aufgezeigt werden. Vielmehr sollen ausgewählte Faktoren beider Wissenschaften bearbeitet werden. Durch die gesamte Arbeit hindurch werden praxisnahe Anwendungsbeispiele gegeben, um das komplexe Thema der genetischen DTC-Tests zu veranschaulichen, insbesondere bei der rechtlichen Betrachtung des Themas.

Allgemeine Grundlagen und Definitionen

2

2.1 Online-Gentests: Früher und Heute – ein Überblick

Die Geschichte der DTC-Branche beginnt mit genetischen Herkunftsbestimmungen. Die ersten DNA-basierten genealogischen Online-Tests wurden im Jahre 2000 von Family Tree DNA angeboten. Es folgten AncestryDNA, 23andMe, deCODE und MyHeritage (Borry & Cornel, 2010). AncestryDNA startete 1983 als genealogischer Verlag und ist heute der größte Anbieter für genetische Herkunftsanalysen. Nutzer haben Zugriff auf Online-Stammbäume und historische Dokumente wie Heiratsurkunden, Einwanderungslisten und historische Adressbücher (AncestryDNA, 2019). Im Jahre 2018 unterzogen sich weltweit über 26 Mio. Menschen einer Bestimmung ihrer genetischen Herkunft; damit verdoppelte sich der DNA-Markt für Herkunftsanalysen das dritte Jahr in Folge (Global Industry Analysts, 2019; Regalado, 2019). Obwohl – gemessen an der Gesamtpopulation der USA – nur ein kleiner Teil der Bevölkerung DNA-Analysen über das Internet veranlasst, sind damit 75 % aller US-Amerikaner genetisch identifizierbar (Erlich, 2018). Allein die Firma 23andMe verfügt über 5 Mio. Gen-Datensätze und über 80 % der Nutzer haben an der Forschung mit ihren DNA-Daten zugestimmt (Stoeklé, 2016). Trendsetter im Bereich der sog. „Life-Syle-Tests" war der Kosmetikanbieter BodyShop, der 2001 einen Gentest namens You&Your Genes anbot. Der Test sollte die Entgiftungskapazität des Körpers untersuchen, um Ernährung und Lebensstil anzupassen. Aufgrund unzureichend belegter Aussagekraft nahm BodyShop den Test wieder aus seinem Angebot (TheGuardian, 2002). Seit einigen Jahren wird der Einfluss von Pharmakonzernen auf die DTC-Branche deutlich (Eissenberg, 2017). So schloss das mit Google/Alphabet verbundene Unternehmen 23andMe mit dem Pharmakonzern

GlaxoSmithKline für den Erwerb und die Nutzung der genetischen Daten einen Kooperationsvertrag über 300 Mio. USD (Zhang, 2018). Auch das Unternehmen deCODE, welches etwa die Hälfte der isländischen Bevölkerung sequenzierte, wurde 2012 für 415 Mio. USD von Amgen, einem renommierten Biotechnologie-Unternehmen, übernommen (Amgen, 2019). Seit 2018 arbeitet Ancestry mit dem schwedischen Musikstreaming-Dienst Spotify zusammen und bietet auf genetischer Basis individuelle Musikempfehlungen an (AncestryDNA, 2018). Seit der Markteinführung des ersten Online-Gentests kamen immer mehr Anbieter hinzu, die der Öffentlichkeit eine immer breitere Produktpalette an genetischen Tests anboten.

2.2   Naturwissenschaftliche Grundlagen

Bei einem Gentest wird das Erbgut (DNA) eines Menschen untersucht. Ziel ist es, Veränderungen (Mutationen) in der DNA zu finden, um das Risiko für eine Erkrankung zu ermitteln oder die genetische Ursache einer Krankheit festzustellen (Strachan, 2018, S. 4). Das Genom beschreibt die Gesamtheit der DNA und ist zu 98 % in seiner Funktion noch ungeklärt. Lediglich 2 % – mit einer Anzahl von etwa 25.000 Genen – sind erforscht und lassen Aussagen über Krankheiten und Erkrankungsrisiken zu. Der Erkenntnisgewinn über das menschliche Genom ist enorm und wird künftig immer präzisere Voraussagen zum Gesundheitszustand eines Menschen ermöglichen (Strachan, 2018, S. 540).

Erfolgt ein Gentest, um eine klinische Verdachtsdiagnose einer bereits bestehenden Erkrankung zu bestätigen, bezeichnet man dies als diagnostische genetische Untersuchung. Wird jedoch eine gesunde Person auf eine genetische Veranlagung untersucht, handelt es sich um eine prädiktive genetische Untersuchung, bei der je nach verändertem Gen nur eine gewisse Wahrscheinlichkeit angegeben werden kann, dass sich diese Erkrankung bei der getesteten Person zukünftig manifestiert. Genetische Untersuchungen können sich durch den Umfang der Sequenzierung stark voneinander unterscheiden. Diese kann im Rahmen einer Teilsequenzierung auf wenige Genorte („hot spots") innerhalb eines Gens begrenzt sein. Die Aussagekraft ist durch die methodische Limitierung geringer als bei einer Komplettsequenzierung des gleichen Gens. Die jeweiligen Erkrankungen, welche auf einem Gendefekt beruhen, können unterschiedlichen Erbgängen mit unterschiedlichen Erkrankungsrisiken für die nächste Generation folgen. Dadurch, dass Genveränderungen über Generationen hinweg weitergeben werden können, beinhaltet ein Gentest nicht nur Evidenzen zu der getesteten Person, sondern liefert zugleich Informationen über biologische Verwandte.

Durch die Komplexität der genetischen Zusammenhänge, die bisher unbekannten Bereiche des Genoms und die ungeklärten Mechanismen der Genregulation kann die Aussagekraft einer genetischen Analyse nicht eindeutig beurteilt werden und erfordert eine fachgerechte Interpretation (Strachan, 2018, S. 510). Die bei einer genetischen Analyse entstandenen Gensequenzen erhalten somit erst durch die Kenntnis ihrer klinischen Bedeutung eine reale klinische Relevanz für die untersuchte Person. Nahezu jeder in der Medizin eingesetzte Gentest kann als DTC-Gentest angeboten werden. Und so bieten private Firmen eine große Palette genetischer Analysen in unterschiedlichen Produktkategorien an, welche in Tab. 2.1 dargestellt und erläutert sind. Bis auf Vaterschafts- und Herkunftsanalysen werden bei allen angebotenen Gentests gesundheitsbezogene Fragen untersucht.

Tabelle 2.1 Bedeutung und Aussagekraft verschiedener Testkategorien

Testkategorie	Erläuterung
Erbliche Erkrankungen	– genetische Untersuchung auf DNA-Veränderungen, welche nachgewiesenermaßen die Ursache einer gesundheitlichen Beeinträchtigung sind (z. B. erbliche Blutgerinnungsstörungen, Parkinson, Alzheimer, Chorea Huntington) – wird bei Online-Tests in einem Paket von wenigen einzelnen bis mehreren Hunderten Genen angeboten
Pharmakogenetische Untersuchung	– genetische Analyse auf bestimmte genetische Merkmale, die der individuellen Reaktion auf Medikamente zugrunde liegen – derzeit das bekannteste Beispiel der personalisierten Medizin – durch die Kenntnis der individuellen DNA-Sequenz ist es möglich, Vorhersagen über mögliche Nebenwirkungen eines Arzneimittels zu treffen und eine individuelle Medikationsempfehlung auszusprechen (Hicks, Dotson, & Elder, 2019)
Anlageträgerschaft („Carrier-Screening")	– Testungen dieser Kategorie ermitteln die Anlageträgerschaft für bestimmte Erbkrankheiten, die erst bei Nachkommen zu gesundheitlichen Konsequenzen führen

(Fortsetzung)

Tabelle 2.1   (Fortsetzung)

Testkategorie	Erläuterung
Life-Style-Untersuchungen	– Untersuchungen des menschlichen Erbguts auf bisher noch unzureichend belegte Zusammenhänge multifaktorieller Merkmalsausprägungen (Nielsen & El-Sohemy, 2014) – Testung auf multifaktorielle Erkrankungen oder Merkmale, an deren Ausprägung Genvarianten zwar beteiligt, jedoch nicht die alleinige Ursache sind. So können manche Gen-Varianten das Risiko einer Erkrankung erhöhen, aber erst bei Vorliegen weiterer zusätzlicher Faktoren wie Ernährung, Umwelt und Lebensstil multifaktoriell zu einem bestimmten Risikoprofils führen wie z. B. Diabetes Typ 2 und Arteriosklerose (Strachan, 2018, S. 453 ff.) – wissenschaftlich sind diese Zusammenhänge wenig belegt – Testangebote in dieser Kategorie haben oft zum Ziel, den Einfluss genetischer Faktoren auf eine gesunde Lebensweise vorherzusagen (Nielsen & El-Sohemy, 2014)
Gesamtgenomsequenzierung (WGS)	– genetische Analyse des gesamten menschlichen Genoms – in der klinischen Praxis nur im Rahmen von Forschungsuntersuchungen, um neue genetische Ursachen von Erkrankungen zu identifizieren (Ceyhan-Birsoy et al., 2019; Hart et al., 2019)
Exomsequenzierung (WES)	– genetische Analyse aller derzeit bekannter Gene (ca. 25.000 Gene) – in der klinischen Praxis nur im Rahmen von Forschungsuntersuchungen, um neue genetische Ursachen von Erkrankungen zu identifizieren (De Ligt, Willemsen, Koolen, De Vries, & Gilissen, 2012)
Vaterschafts- und Verwandtschaftstests	– Abgleich von genetischen Merkmalsmustern z. B. des Kindes mit den vermuteten Eltern, aus denen es jeweils zur Hälfte zusammensetzt sein muss – nahe Verwandtschaftsverhältnisse können auf diese Weise sehr zuverlässig aufgedeckt werden – sind die Grundlage vieler Vaterschafts- oder Verwandtschaftstests zur Klärung naher verwandtschaftlicher Verhältnisse

(Fortsetzung)

Tabelle 2.1 (Fortsetzung)

Testkategorie	Erläuterung
Herkunftsanalyse	– genetische Analyse zur Aufdeckung weit entfernter Vorfahren – Detektion des DNA-Musters und Ähnlichkeitsabgleich des Genoms mit verschiedenen Populationen verschiedener Kontinente – die Anteile der jeweiligen Population werden meist als ungefähre Prozentangabe dargestellt – wie präzise weit entfernte Vorfahren anhand genetischer Merkmale aufgespürt werden können, ist nicht eindeutig geklärt (Strachan, 2018, S. 381–385)

2.3   Rechtliche Rahmenbedingungen in der Gendiagnostik

Die Rechtsordnung regelt und steuert die Anwendung gendiagnostischer Untersuchungsmethoden. Das Angebot der online verfügbaren genetischen Untersuchungen berührt den Anwendungsbereich einer Vielzahl von Gesetzen. Im Folgenden werden exemplarisch diejenigen Gesetze dargestellt, die für die Fragestellung der Online-Gentests relevant sind, wobei der Fokus auf dem GenDG liegt. Damit sind zentrale Ausgangspunkte zur Beurteilung der Rechtslage der Online-Anbieter bezüglich des GenDG gegeben.

2.3.1   Grundrechte

Genetische Daten haben hohe persönlichkeitsrechtliche Relevanz. Für die gendiagnostische Praxis enthält das GG in seinem Grundrechtsteil zahlreiche Vorgaben. Im Mittelpunkt steht die Protektion derjenigen Personen, bei denen ein Gentest durchgeführt wird. Neben der im GG als unantastbar gewährleisteten Menschenwürde sind vor allem die in Tab. 2.2 zusammengefassten Grundrechtsgarantien bei Gentests zu beachten (Hildt, 2006).

Tabelle 2.2 Für Online-Gentests relevante Grundrechtsgarantien

- das **Recht auf Leben** und **körperliche Unversehrtheit** nach Art. 2 Abs. 2 Satz 1 GG
- das in Art. 2 Abs. 1 in Verbindung mit Art. 1 Abs. 1 GG garantierte allgemeine **Persönlichkeitsrecht**. Dazu zählen der Schutz der Intim- und Privatsphäre, das Recht auf **informationelle Selbstbestimmung** als Befugnis des Einzelnen, grundsätzlich selbst über die Erhebung und Verbreitung persönlicher Lebenssachverhalte und Daten zu entscheiden, das **Recht auf Wissen** ebenso wie das **Recht auf Nichtwissen** als Bedingungen selbstbestimmter Lebensgestaltung. Durch das Recht auf Nichtwissen kann jeder Einzelne autonom über die Kenntnisnahme von Informationen über sich selbst entscheiden (Hildt, 2006).

Anmerkung: Bei Erhebung und Verwendung genetischer Daten sind regelmäßig Persönlichkeitsrechte berührt. Das aus der Menschenwürde und dem allgemeinen Persönlichkeitsrecht abgeleitete Recht auf Nichtwissen und Recht auf Wissen ist im besonderen Maße bei Gendaten von Relevanz, da aufgrund der genetischen Disposition viele schicksalhafte Voraussagen gemacht werden können, das persönliche Wohlbefinden und auch Integrität eines Menschen beeinträchtigt werden kann. Auch der Schutz der Gesundheit gemäß Art. 2 Abs. 2 Satz 1 GG ist ein wesentlicher Berührungspunkt des GG bei der Durchführung einer genetischen Analyse.

2.3.2 Das Gendiagnostikgesetz

Am 1. Februar 2010 trat in Deutschland das Gendiagnostikgesetz (GenDG) in Kraft. Schon zu diesem Zeitpunkt sah der Gesetzgeber in der raschen Entwicklung der Gendiagnostik sowohl Chancen als auch Risiken für die Bevölkerung. In Deutschland gab es bis zur Schaffung des GenDG kein Gesetz, welches genetische Untersuchungen und die Verwendung genetischer Daten regelte (Vossenkuhl, 2013, S. 19). In der gesetzgeberischen Begründung heißt es, dass die Chancen des Einsatzes genetischer Untersuchungen genutzt werden und gleichzeitig die „Missbrauchsgefahren und Risiken", die sich aus einem genetischen Testergebnis und den genetischen Daten ergeben können, eingeschränkt werden sollen (BT-Drucks. 16/10532, S. 1). Zwar waren Online-Gentests zum Zeitpunkt der Gesetzgebung im Jahre 2010 bereits bekannt, aber die zunehmende Bedeutung hatte der Gesetzgeber wahrscheinlich nicht im Blick. Die Ziele erstrecken sich hauptsächlich auf zwei Aspekte: Zum einen stellt das GenDG aufgrund der Tragweite einer genetischen Untersuchung für die Gesundheit des Einzelnen und seiner Verwandten dezidierte technische und personelle Qualitätsansprüche an genetische Analysen (Spickhoff, 2018, § 1 GenDG Rn. 1). Zum anderen werden an genetische Untersuchungen und genetische Daten besondere Schutzanforderungen gestellt. Im folgenden Abschnitt werden die für genetische DTC-Tests bedeutsamen Regelungen und wichtigsten Leitprinzipien des GenDG vorgestellt.

Somit wird die theoretische Basis geschaffen, die übers Internet verfügbaren Test-kategorien der DTC-Anbieter auf die gesetzlichen Regelungen hin überprüfen zu können, um anschließend die Chancen und Risiken sowie die ethische Debatte um Online-Gentests zu erörtern.

Das GenDG gliedert sich in acht Abschnitte, wobei in der vorliegenden Aus-führung der Fokus auf dem zweiten Abschnitt liegt, in welchem genetische Untersuchungen zu medizinischen Zwecken geregelt sind. Lebensbereiche wie das Arbeitsleben und der Versicherungsbereich umfassen einen großen Teil des GenDG – diese sind jedoch nicht Schwerpunkt der vorliegenden Arbeit und werden daher nur der Vollständigkeit halber erwähnt. Zentraler Gedanke des GenDG ist die „**Besonderheit genetischer Daten**", auf dem viele Schutzbestim-mungen aufbauen (BT-Drucks. 16/10532, S. 16). Danach sind genetische Daten private Gesundheitsdaten mit hoher identitätsbezogener Relevanz, die ihre Aussa-gekraft über eine lange Zeitspanne überdauern und durch den wissenschaftlichen Erkenntnisgewinn an Vorhersagekraft zunehmen. Besonders schützenswert für den Gesetzgeber ist auch die Tatsache, dass genetische Daten einer Person regel-mäßig Informationen über ihre Verwandte liefern (Prütting, 2014, § 1 GenDG Rn. 1–8). Die Gefahr, genetische Daten in großen Gendatenbanken miteinander zu verknüpfen, um systematisch Informationen zu erfassen und diese zweck-entfremdet weiterzuverwenden, wurde gerade im Bereich der Gendiagnostik als besonders hoch eingeschätzt (Prütting, 2014, § 8 GenDG Rn. 3, § 1 GenDG Rn. 5). Aus dem verfassungsrechtlich begründeten Grundsatz der Menschenwürde (Abschn. 2.3.1) leitet der Gesetzgeber die Notwendigkeit ab, das informationelle Selbstbestimmungsrecht auf genetische Daten auszuweiten. Niemand soll ohne ärztliche Aufklärung eine genetische Analyse veranlassen, sondern immer selbst-bestimmt über die Durchführung einer genetischen Untersuchung entscheiden können. Das Recht auf informationelle Selbstbestimmung ist eines der wich-tigsten Leitprinzipien des GenDG (Kern, 2012, § 1 GenDG Rn. 12). Vor dem Hintergrund der vom Gesetzgeber betonten „Besonderheit genetischer Daten" ist auch das in § 4 Abs. 1 GenDG statuierte **Diskriminierungsverbot** zu verstehen (BVerfGE, Urteil vom 15.12.1983- 1 BvR 298/83). Dieses gilt allumfassend für Benachteiligungen wegen „genetischer Eigenschaften". Es geht zum einen um die Verhinderung einer Diskriminierung aufgrund genetischer Eigenschaften, wie sie in Art. 3 Abs. 3 GG generell und in Art. 21 Abs. 1 GRCh wegen „geneti-scher Merkmale" ausdrücklich verboten ist, und zum anderen um das Recht auf Nichtwissen sowie um das Recht auf körperliche Unversehrtheit (Kern, 2012, § 1 GenDG Rn. 8–16; Prütting, 2014, § 1 GenDG Rn. 3–8). Erfasst sind im GenDG unterschiedliche Anwendungsbereiche bzw. -kontexte. In Bezug auf die in der vorliegenden Arbeit relevante Fragestellung unterliegen laut Gesetz nicht alle

Gentests, und somit auch nicht alle Online-Gentests, dem Anwendungsbereich des GenDG. Daher wird dieser Teil in Abschn. 5.2.2 hinsichtlich der verschiedenen Testkategorien der Online-Gentests vertieft. Hierbei ist von Bedeutung, dass das Gesetz einer genetischen Untersuchung eine medizinische **Zweckbestimmung** zugrunde legt und seine gesamte Systematik an dieser Zwecknormierung ausrichtet (Prütting, 2014, § 3 GenDG Rn. 3–9, 43; Schillhorn, 2017, § 3 GenDG Rn. 4). Die medizinische Zweckbindung bedeutet, dass die Analyse an einen medizinischen Nutzen gebunden ist, der eine gesundheitliche Bedeutung für die getestete Person hat. Sobald der Anwendungsbereich des Gesetzes für den jeweiligen Gentest eröffnet ist, normiert das GenDG detaillierte Qualitätsbestimmungen zu Einwilligung, Aufklärung, genetischer Beratung durch einen Arzt sowie Durchführung einer genetischen Analyse. Der Anwendungsbereich des GenDG erfasst nicht nur genetische Analysen, sondern auch den Umgang mit dabei gewonnenen genetischen Daten (§ 2 Abs. 1 GenDG). Somit konkretisiert das GenDG in Deutschland die **DSGVO** und enthält diesbezüglich datenschutzrechtliche Regelungsschwerpunkte. Im GenDG ist ein umfassender **Arztvorbehalt** definiert. Während genetische Untersuchungen zu medizinischen Zwecken ausschließlich von Ärzten durchgeführt werden dürfen, können Untersuchungen zur Klärung der Abstammung auch durch qualifizierte nichtärztliche Sachverständige durchgeführt werden (§ 7 Abs. 1, § 17 Abs. 4 GenDG). Darüber hinaus werden genetische Labore gemäß GenDG durch eine **Akkreditierung** von einer unabhängigen Stelle hinsichtlich der technischen Qualität und personellen Qualifikation kontrolliert (Berwouts & Dequeker, 2012; BT-Drucks. 16/10532, S. 24). Das GenDG definiert bei Verstößen diverse **Buß- und Strafvorschriften** (§§ 25–26 GenDG). Verstöße können sowohl straf- als auch zivilrechtliche Folgen haben und je nach Tatbestand bis zu zwei Jahren Freiheitsstrafe nach sich ziehen (Schillhorn, 2017, § 25 GenDG Rn. 6). Es lässt sich feststellen, dass neben dem Schutz der Persönlichkeitsrechte insbesondere das Diskriminierungsverbot, der Arztvorbehalt und die Besonderheit der genetischen Daten als Grundsätze im GenDG erkennbar sind. Ein zentraler Leitgedanke des Gesetzes ist zudem die Bindung einer genetischen Analyse an einen medizinischen Zweck, was in Abschn. 5.2 näher erläutert wird. Mit den Straf- und Bußgeldbewehrungen will der Gesetzgeber der Einhaltung der normierten Schutzbestimmungen angemessen Rechnung tragen.

Methode

3

3.1 Datenerhebung für die Marktanalyse zu Online-Gentests

Ziel der vorliegenden Marktanalyse ist es zum einen, mittels systematischer Internetrecherche einen aktuellen deskriptiven Überblick über die in Deutschland aktiven DTC-Anbieter zu erstellen, und zum anderen, über die Webseite der Anbieter an Informationen zu gelangen, die eine rechtliche Bewertung hinsichtlich des GenDG ermöglichen und eine darauf fokussierte ethische Debatte zulassen. Die Marktanalyse bildet daher die Grundlage der weiteren Ausführungen zu diesem Thema. Eine Marktanalyse ist eine Form der Marktforschung mit dem Ziel, durch systematisches Untersuchen marktbezogene Informationen sowie Merkmale und Charakteristika einer Branche zu erhalten (Wöhe, Döring, & Brösel, 2016, S. 371). Zu Beginn der Studie wurden Überprüfungselemente definiert (Ziel der Analyse sowie Ein- und Ausschlusskriterien), um sich auf das wissenschaftliche Thema zu konzentrieren und um die Relevanz der Internetsuche zu erhöhen. Ihre Darstellung findet sich in Tab. 3.1. Anschließend wurde am 29. und 30. Juni 2019 unter Zuhilfenahme des Safari-Browsers eine systematische Internetrecherche mit der Internet-Suchmaschine Google durchgeführt. Da Google im Vergleich zu anderen Suchmaschinen den höchsten Marktanteil hat und Unternehmen ihre Suchmaschinenoptimierung zur besseren Abrufbarkeit auf Google ausrichten, wurde sich auf diese Suchmaschine konzentriert (Statista, 2019a). Es wurde immer der gleiche PC verwendet. Bei einer Internetrecherche sind neben der Wahl der Suchmaschine auch die genauen Suchbegriffe von Bedeutung. Um die Suche im World Wide Web schon auf das zu bearbeitende Thema abzustimmen, wird empfohlen, im Vorfeld der Recherche ein Suchprofil

© Der/die Autor(en), exklusiv lizenziert durch Springer Fachmedien Wiesbaden GmbH, ein Teil von Springer Nature 2020
C. Lehmann, *Online-Gentests*,
https://doi.org/10.1007/978-3-658-32504-6_3

i. S. e. Schlagwortsammlung anzulegen und Suchwerkzeuge auszuwählen (Koch, 2007; Uhlig, 2012). Ein solches Suchwerkzeug kann ein *Boolescher Operator* sein, mit dessen Hilfe sich Verknüpfungen mit UND umsetzen lassen. Auf diese Weise kann die Suche präzisiert werden, da mehrere Wörter miteinander logisch kombiniert werden können. Dies erschien in der vorliegenden Arbeit sinnvoll, da eine Einzelsuche mit „Gentest" nicht präzise genug auf den Online-Markt von genetischen Analysen abzielen würde. Zum Auffinden der DTC-Anbieter wurden synonyme Suchbegriffe für „genetische Analyse" jeweils in deutscher und englischer Sprache sowie in Kombination („AND") mit den in Literatur und Nachrichten häufigsten DTC-testspezifischen Begriffen eingesetzt. Die Suchstrategie ist in Tab. 3.2 dargestellt. Die Recherche erfolgte also bilingual, zunächst wurde in deutscher Sprache recherchiert und anschließend mit den analogen englischen Begriffen. Bei beiden Suchen wurde zur Präzisierung der Recherche mit *Booleschen Operatoren* gearbeitet. Die UND-Konjunktion ist bei Google Standard, sodass auch ohne Angabe des Begriffs "AND" eine UND-Verknüpfung erzeugt wird. Die Suchbegriffe wurden in einer einfachen Suche in Google.de verwendet, so wie dies auch ein potenzieller Kunde tun könnte. Es wurde festgelegt, dass nur die ersten drei Google-Seiten auf Relevanz bzgl. der Ein- und Ausschlusskriterien in Tab. 3.1 überprüft werden. Doppel- und Mehrfachtreffer derselben Anbieter wurden verworfen und nur einmal berücksichtigt. Anschließend wurden Analyseinhalte bestimmt, auf welche die Webseiten der Anbieter untersucht wurden. Eine detaillierte Übersicht über die zu untersuchenden Analyseinhalte der einzelnen Webseiten der DTC-Anbieter geben Tab. 3.3a und 3.3b. Mit diesen Analyse-einheiten war eine einfache Zuordnung zu den einzelnen Themenbereichen des GenDG gewährleistet und eine rechtliche Überprüfung möglich. Tab. 3.4 zeigt die Einteilung des Produktportfolios in acht verschiedene Testkategorien. Dadurch ergibt sich eine umfassende Produktkartierung, die eine nachfolgende Überprüfung hinsichtlich des Anwendungsbereiches des GenDG erleichtert. Es soll die Frage bearbeitet werden, ob die jeweiligen Produktkategorien in den Geltungsbereich des GenDG fallen und somit die Bestimmungen des GenDG greifen. In der Produktkategorie „Untersuchung auf erbliche Erkrankungen" erhielten diejenigen Anbieter mit Tests zu mehr als einer erblichen Erkrankung die Spezifizierung eines „umfassenden medizinischen Spektrums". Daraus kann abgeleitet werden, wie breit gefächert das Online-Angebot der Testkategorie zu „erblichen Erkrankungen" ist. Die nach den beschriebenen Strategien erhaltenen Informationen wurden in einer Liste zusammengetragen. Anschließend wurde eine quantitative statistische Datenanalyse vorgenommen, aber auch qualitative Elemente einzelner DTC-Anbieter wurden in der Ergebnisdarstellung berücksichtigt.

Tabelle 3.1 Ein- und Ausschlusskriterien der Marktanalyse

Ziel	– Erstellen einer Übersicht derjenigen Anbieter, die in Deutschland über das Internet genetische Tests für den Menschen anbieten und verkaufen
Einschlusskriterien	– Ausrichtung der Webseite und der genetischen DTC-Tests an Kunden (nicht an Ärzte) – Direktverkaufs-Webseiten mit Online-Shop oder Bestellformular – Analyse an humanem Material lebender Menschen – DNA-basierte Tests zur Detektion von Keimbahn-Veränderungen
Ausschlusskriterien	– DNA basierte Tests, die nicht auf einer Veränderung der Keimbahn-DNA beruhen, wie z. B. Mikrobiom-Analysen (Bakterien-DNA aus Stuhlprobe) und Tumormaterial (Untersuchung der DNA aus Tumor) – vorgeburtliche DNA-Tests aus dem Blut der Mutter

Anmerkung: Ausschlusskriterium waren DTC-Anbieter, die ausschließlich Tests in einer der beiden folgenden Testkategorien anboten: Zum einen DNA-Tests, die nicht auf einer Veränderung der Keimbahn-DNA beruhen, wie z. B. Mikrobiom-Analysen (Bakterien-DNA aus Stuhlprobe) und Tumormaterial (Untersuchung der DNA aus Tumor), da diese vom GenDG nicht erfasst sind (§ 1 GenDG, vgl. Abschn. 5.2.2). Zum anderen wurden vorgeburtliche DNA-basierte Tests ausgeschlossen, da die Analyse eine Blutentnahme durch einem Arzt erfordert und nicht vom Kunden selbst entnommen werden kann.

Tabelle 3.2 Suchstrategie der Marktanalyse

Einzelne Begriffe	
(1) genetic analysis	(1) genetische Analyse
(2) genetic test	(2) genetischer Test
(3) genetic testing	(3) genetische Untersuchung
(4) DNA analysis	(4) DNA Analyse
(5) DNA test	(5) DNA Test
(6) DNA testing	(6) DNA Untersuchung

(Fortsetzung)

Tabelle 3.2 (Fortsetzung)

Jeweils in Kombination mit			
Englisch		Deutsch	
AND	at home	UND	zuhause
AND	direct to consumer	UND	direkt an den Verbraucher
AND	order	UND	bestellen
AND	private	UND	privat
AND	self	UND	Selbsttest

Tabelle 3.3a Analyseinhalte der Webseiten Teil 1

Analyseinhalte der Webseiten	
(1)	Anbieter
(2)	Land
(3)	Produktportfolio
(4)	sonstige Bemerkungen zu Impressum oder Kontaktmöglichkeit
(5)	Sprache der Webseite
(6)	Material
(7)	App für Gendaten
(8)	Verkauf über Amazon (amazon.com, amazon.de und/oder amazon.co.uk.)

Anmerkungen:
Der Analysepunkt (1) „Anbieter" soll einen Überblick über die agierenden DTC-Anbieter geben. Der Analysepunkt (2) bezieht sich auf den Sitz des DTC-Unternehmens; hieraus soll eine Statistik erhoben werden, aus welchen Ländern die aktiven DTC-Anbieter kommen. Im Diskussionsteil der Arbeit kann daher auch Bezug auf die internationale Gesetzeslage genommen werden. Punkt (3) wird für die rechtliche Bewertung in acht Kategorien eingeteilt, sh. Tab. 3.4. Der Analysepunkt (4) dient hauptsächlich zur Konkretisierung der Länderangabe, wenn dessen Angabe z. B. bei fehlendem Impressum nicht möglich ist. Die Analysepunkte (5)–(8) dienen der Klärung, ob diese Sachverhalte bzw. Vorgehensweisen mit den Bestimmungen des GenDG kollidieren.

3.2   Statistische Datenanalyse

Die im Rahmen der Marktanalyse gesammelten Daten wurden einer quantitativ statistischen Auswertung unterzogen und grafisch aufbereitet. Die Daten wurden

Tabelle 3.3b Analyseinhalte der Webseiten Teil 2

Analyseinhalte der Webseiten	
(9)	Aufklärung über Anzahl der zu analysierenden Gene
(10)	Aufklärung über Umfang der Gen-Sequenzierung (Komplett- oder Teilsequenzierung)
(11)	Angebot einer genetischen Beratung
(12)	Akkreditierung des Labors
(13)	Forschung mit DNA-Probe bzw. Gendaten

Anmerkungen:
Die Analysepunkte (9)–(13) dienen hauptsächlich der Klärung, ob diese Sachverhalte bzw.
Vorgehensweisen mit den Bestimmungen des GenDG kollidieren.

Tabelle 3.4 Einteilung des Produktportfolios der DTC-Anbieter

Das Produktportfolio der DTC-Anbieter wurde zur rechtlichen Überprüfung hinsichtlich des GenDG in acht Testkategorien eingeteilt	
(1)	Untersuchungen auf erbliche Erkrankungen
(2)	Pharmakogenetische Untersuchung
(3)	Testung auf Anlageträgerschaft (Carrier-Status)
(4)	Life-Style-Untersuchungen
(5)	Gesamtgenomsequenzierung (WGS)
(6)	Exomsequenzierung (WES)
(7)	Vaterschafts- und Verwandtschaftstest
(8)	Herkunftsanalyse

deskriptiv zusammengefasst und in Häufigkeits-Tabellen, Histogrammen und Grafiken veranschaulicht. Für die statistische Auswertung wurde die Software Excel verwendet, welche eine umfangreiche Berechnung und grafische Darstellung zulässt (Hussy, Schreier, & Echterhoff, 2010, S. 109–175).

Ergebnisse 4

4.1 Marktanalyse zu Online-Gentests

Um einen aktuellen Überblick über die DTC-Branche zu schaffen, wurde eine Marktanalyse durchgeführt. Sie stellt die Basis für die rechtliche Bewertung dar und ermöglicht den Einstieg in die ethische Diskussion um Online-Gentests. Unter Berücksichtigung der ersten drei Google-Seiten ergab die mit den in Tab. 3.2 beschriebenen Begriffskombinationen durchgeführte Internetsuche insg. 2.130 Treffer, einschließlich Webseiten mit Gentests, Nachrichtenartikeln, wissenschaftlicher Literatur und Regierungswebseiten. Nach Überprüfen der Ein- und Ausschlusskriterien und Bereinigung der Daten von Doppel- und Mehrfachnennungen wurden insgesamt 210 Anbieter identifiziert (Tab. 4.1), auf deren Grundlage die weitere Überprüfung der Webseiten gemäß Tab. 3.3a und 3.3b erfolgte. Die Ergebnisse von Tab. 3.3a sind in Tab. 4.2 zu jedem Anbieter im Einzelnen dargestellt, die Ergebnisse der Tab. 3.3b hinsichtlich der einzelnen Anbieter können bei der Autorin per Mail angefragt werden (Lehmann-Studienergebnisse@gmx.de). Mit den erhobenen Daten von Tab. 3.3a und 3.3b erfolgte eine quantitative statistische Auswertung, die im Folgenden dargestellt wird. An manchen Stellen werden auch qualitative Elemente der DTC-Branche erwähnt, vor allem dann, wenn diese zum tiefergehenden Verständnis oder einer facettenreicheren Darstellung dienen.

© Der/die Autor(en), exklusiv lizenziert durch Springer Fachmedien Wiesbaden 21
GmbH, ein Teil von Springer Nature 2020
C. Lehmann, *Online-Gentests*,
https://doi.org/10.1007/978-3-658-32504-6_4

Tabelle 4.1   Trefferliste der DTC-Anbieter

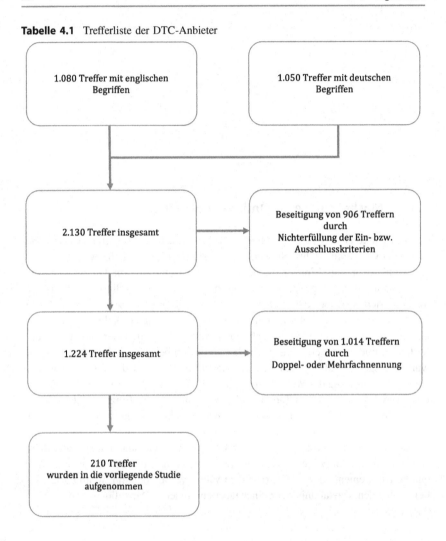

1.080 Treffer mit englischen
Begriffen

1.050 Treffer mit deutschen
Begriffen

2.130 Treffer insgesamt

Beseitigung von 906 Treffern
durch
Nichterfüllung der Ein- bzw.
Ausschlusskriterien

1.224 Treffer insgesamt

Beseitigung von 1.014 Treffern
durch
Doppel- oder Mehrfachnennung

210 Treffer
wurden in die vorliegende Studie
aufgenommen

Tabelle 4.2 Ergebnisse der Marktanalyse – Einzeldarstellung

	(1) Anbieter	(2) Land	(3) Produktportfolio	(4) sonstige Bemerkung	(5) Sprache der Webseite	(6) Material	(7) App für Gendaten	(8) Verkauf über Amazon
1)	23andMe[1]	USA	– Testung auf Anlageträgerschaft (Carrier-Status) – Herkunftsanalyse – Life-Style-Untersuchungen: genetisches Gewicht, Schlafgesundheit, Ohrenschmalzbeschaffenheit – Erbliche Erkrankungen (umfassendes medizinisches Spektrum z. B. Alzheimer, Diabetes Typ 2, Parkinson, Brustkrebs („selected variants"))		Englisch	Speichel	ohne App	ja
2)	23dna[2]	–	–	Webseite nicht erreichbar Fehlermeldung: „Forbidden. You don't have permission to access / on this server"	–	–	–	nein
3)	23mofang[3]	CHN	–		Chinesisch	–	–	nein
4)	24Genetics[4]	ESP	– Testung auf Anlageträgerschaft (Carrier-Status) – Herkunftsanalyse – Erbliche Erkrankungen (umfassendes medizinisches Spektrum) – Pharmakogenetische Untersuchung – Life-Style-Untersuchungen: „Skin Care", „Sport Profile", „Nutrition" – Exomsequenzierung (WES) – Gesamtgenomsequenzierung (WGS)		Englisch Deutsch	Speichel	ohne App	ja

[1]https://www.23andme.com/en-int
[2]https://www.23dna.co
[3]https://www.23mofang.com
[4]https://www.24genetics.com

(Fortsetzung)

Tabelle 4.2 (Fortsetzung)

	(1) Anbieter	(2) Land	(3) Produktportfolio	(4) sonstige Bemerkung	(5) Sprache der Webseite	(6) Material	(7) App für Gendaten	(8) Verkauf über Amazon
5)	Accu-metrics Viaguard[5]	CAN	– Testung auf Anlageträgerschaft (Carrier-Status) –"Herkunftsanalyse – Life-Style-Untersuchungen: „Infidelity"-Testing – Erbliche Erkrankungen (umfassendes medizinisches Spektrum z. B. Alzheimer, 5 verschiedene Krebsarten, Allergien, Kardiovaskuläre Risikofaktoren, kompletter genetischer „Scan") – Vorgeburtliche Geschlechtsbestimmung aus dem Blut der Mutter		Englisch	Speichel	ohne App	nein
6)	AdmeraHealth[6]	USA	– Pharmakogenetische Untersuchung		Englisch	Speichel	ohne App	ja
7)	Advanced Healthcare Inc[7]	IND	– Herkunftsanalyse – Erbliche Erkrankungen (umfassendes medizinisches Spektrum)		Englisch	Speichel	ohne App	nein
8)	AffinityDNA[8]	GB	– Testung auf Anlageträgerschaft (Carrier-Status) – Herkunftsanalyse – Vaterschafts- und Verwandtschaftstests – Erbliche Erkrankungen (Zöliakie, Laktoseintoleranz) – Life-Style-Untersuchungen: „Skin Care", „Child DNA Discovery", „Excercise and Fitness", „Diet and Nutrition", „Infidelity", „Wellness and Lifestyle" – „DNA Art Portrait"		Englisch	Speichel	ohne App	ja
9)	African Ancestry[9]	USA	– Herkunftsanalyse		Englisch Deutsch	Speichel	ohne App	nein

(Fortsetzung)

[5]https://www.accu-metrics.com/dna-tests
[6]https://www.admerahealth.com
[7]https://www.advanceddna.in
[8]https://www.affinitydna.co.uk
[9]https://www.africanancestry.com/home

Tabelle 4.2 (Fortsetzung)

	(1) Anbieter	(2) Land	(3) Produktportfolio	(4) sonstige Bemerkung	(5) Sprache der Webseite	(6) Material	(7) App für Gendaten	(8) Verkauf über Amazon
10)	All About Truth DNA Services[10]	USA	– Herkunftsanalyse – Life-Style-Untersuchungen: „Infidelity"-Testing		Englisch Deutsch	Speichel	ohne App	nein
11)	Alpha Biolabs[11]	GB	– Herkunftsanalyse		Englisch	Speichel	ohne App	ja
12)	American Paternity[12]	USA	– Herkunftsanalyse		Englisch	Speichel	ohne App	nein
13)	ANABOLICGenes[13]	USA	– Herkunftsanalyse – Life-Style-Untersuchungen: Fitness („Athleticogenomis"), Ernährung („Nutrigenomis"), Skin-Beauty-Test, Well-Being-Test – Erbliche Erkrankungen (umfassendes medizinisches Spektrum „over 100 diseases")		Englisch	Speichel	ohne App	nein
14)	AncestryDNA[14]	IRL	– Herkunftsanalyse		Deutsch Englisch	Speichel	ohne App	ja
15)	Any Lab Test Now[15]	USA	– Herkunftsanalyse – Vaterschafts- und Verwandtschaftstests		Englisch	Speichel	ohne App	nein
16)	Any Time Lab[16]	USA	– Herkunftsanalyse – Vaterschafts- und Verwandtschaftstests		Englisch	Speichel	ohne App	nein
17)	ARCpoint Labs[17]	USA	– Herkunftsanalyse – Vaterschafts- und Verwandtschaftstests – Life-Style-Untersuchungen: „Infidelity"-Testing		Englisch	Speichel	ohne App	nein

[10]https://www.allaboutruthdna.com
[11]https://www.alphabiolabs.co.uk
[12]https://www.americanpaternity.org
[13]https://www.anabolicgenes.com/en/index.html
[14]https://www.ancestry.de
[15]https://www.anylabtestnow.com
[16]https://www.anytimelab.com/index.html
[17]https://www.arcpointlabs.com/our-solutions/personal-solutions/dna

(Fortsetzung)

Tabelle 4.2 (Fortsetzung)

	(1) Anbieter	(2) Land	(3) Produktportfolio	(4) sonstige Bemerkung	(5) Sprache der Webseite	(6) Material	(7) App für Gendaten	(8) Verkauf über Amazon
18)	AsperBiotech[18]	EST	– Testung auf Anlageträgerschaft (Carrier-Status) – Herkunftsanalyse – Erbliche Erkrankungen (umfassendes medizinisches Spektrum) – Exomsequenzierung (WES) – Gesamtgenomsequenzierung (WGS)		Englisch	Speichel	ohne App	nein
19)	AssureDNA[19]	GB	– Vaterschafts- und Verwandtschaftstests		Englisch	Speichel	ohne App	nein
20)	AthGene[20]	DK	– Life-Style-Untersuchungen: „Nutrition- Fitness and Lifestyle"-Testing		Englisch	Speichel	ohne App	ja
21)	Athleticode[21]	USA	– Erbliche Erkrankungen (Alzheimer)		Englisch	Speichel	ohne App	nein
22)	Atlas Biomed[22]	GB	– Testung auf Anlageträgerschaft (Carrier-Status) – Herkunftsanalyse – Erbliche Erkrankungen (umfassendes medizinisches Spektrum) – Life-Style-Untersuchung: „Athletic predisposition"-Testing		Englisch Deutsch	Speichel	ohne App	ja

18 https://www.asperbio.com/next-generation-sequencing-service/NGS
19 https://www.assuredna.co.uk
20 https://www.athgene.com
21 https://www.athleticode.com
22 https://www.atlasbiomed.com/uk

(Fortsetzung)

Tabelle 4.2 (Fortsetzung)

	(1) Anbieter	(2) Land	(3) Produktportfolio	(4) sonstige Bemerkung	(5) Sprache der Webseite	(6) Material	(7) App für Gendaten	(8) Verkauf über Amazon
23)	Bio.logis[23]	DEU	– Testung auf Anlageträgerschaft (Carrier-Status) – Erbliche Erkrankungen (umfassendes medizinisches Spektrum z. B. Thromboseneigung, Test auf Laktose- und Fruktoseintoleranz bzw. Nahrungsmittelintoleranz, Zöliakie) – Pharmakogenetische Untersuchung – Life-Style-Untersuchungen: „Koffeinstoffwechsel", „individueller Bedarf an Antioxidanzien", „Faktoren zur sportlichen Leistungsfähigkeit", „Muskelfasertyp"		Englisch Deutsch	Speichel	mit App	nein
24)	BodyKey[24]	AUT	– Life-Style-Untersuchungen: „DNA Ernährungsempfehlungen"		Deutsch	Speichel	ohne App	nein
25)	CanadianDNA Services[25]	CAN	– Herkunftsanalyse – Vaterschafts- und Verwandtschaftstests – Life-Style-Untersuchungen: „Infidelity"-Testing		Englisch Deutsch	Speichel	ohne App	nein
26)	Cannabis DNA[26]	USA	– Life-Style-Untersuchungen: „Cannabis Compatibility"		Englisch	Speichel	ohne App	nein
27)	Carigen Caribbean Genetics[27]	BRB	– Herkunftsanalyse – Vaterschafts- und Verwandtschaftstests Life-Style-Untersuchungen: „Infidelity"-Testing		Englisch	Speichel	ohne App	nein
28)	Carlson Company[28]	USA	– Herkunftsanalyse – Vaterschafts- und Verwandtschaftstests Life-Style-Untersuchungen: „Infidelity"-Testing		Englisch	Speichel	ohne App	nein

(Fortsetzung)

23 https://www.pgsbox.de
24 https://www.nutrilitebodykey.de
25 https://www.canadiandnaservices.ca
26 https://www.cannabisdna.com
27 https://www.caribbeangenetics.com
28 https://www.thecarlsoncompany.net/infidelity

Tabelle 4.2 (Fortsetzung)

(1) Anbieter	(2) Land	(3) Produktportfolio	(4) sonstige Bemerkung	(5) Sprache der Webseite	(6) Material	(7) App für Gendaten	(8) Verkauf über Amazon
29) CD Genomis[29]	USA	– Testung auf Anlageträgerschaft (Carrier-Status) – Herkunftsanalyse – Erbliche Erkrankungen (umfassendes medizinisches Spektrum) – Exomsequenzierung (WES) – Gesamtgenomsequenzierung (WGS)	Einkauf über Bestellformular	Englisch	Speichel	ohne App	nein
30) Cellmark[30]	GB	– Herkunftsanalyse – Vaterschafts- und Verwandtschaftstests		Englisch	Speichel	ohne App	nein
31) CellMaxLife[31]	USA	– Erbliche Erkrankungen (umfassendes medizinisches Spektrum)		Englisch	Speichel	ohne App	ja
32) Cerrascreen[32]	DEU	– Life-Style-Untersuchungen: „Genetic Age Test"		Englisch Deutsch	Speichel	ohne App	nein
33) CheckMate[33]	USA	– Life-Style-Untersuchungen: „Infidelity"-Testing		Englisch Deutsch	Speichel	ohne App	nein
34) China Life Science Holding Group Ltd[34]	CHN	– Life-Style-Untersuchungen: „Child talent", „Beauty Test" – Erbliche Erkrankungen (umfassendes medizinisches Spektrum) Gesamtgenomsequenzierung (WGS)	Einkauf über Bestellformular	Englisch	Speichel	ohne App	nein
35) Chronomics[35]	GB	– Life-Style-Untersuchungen: „EpiHealth"		Englisch	Speichel	ohne App	nein
36) CoGAP[36]	DEU	– Life-Style-Untersuchungen: „DNA Ernährungsempfehlungen"		Englisch Deutsch	Speichel	ohne App	nein

(Fortsetzung)

29 https://www.cd-genomics.com
30 https://www.cellmark.co.uk
31 https://www.cellmaxlife.com
32 https://www.cerascreen.de
33 https://www.getcheckmate.com
34 https://www.clsgrouphk.com/en
35 https://www.chronomics.com
36 https://www.cogap.de/de

Tabelle 4.2 (Fortsetzung)

	(1) Anbieter	(2) Land	(3) Produktportfolio	(4) sonstige Bemerkung	(5) Sprache der Webseite	(6) Material	(7) App für Gendaten	(8) Verkauf über Amazon
37)	Color Genomics[37]	USA	– Erbliche Erkrankungen (umfassendes medizinisches Spektrum, „erbliche Krebs- und Herzerkrankungen") – Pharmakogenetische Untersuchung	Einkauf über Bestellformular	Englisch	Speichel	ohne App	ja
38)	Consumer Genetics[38]	USA	– Vaterschafts- und Verwandtschaftstests		Englisch	Speichel	ohne App	nein
39)	Dadchecksilver[39]	USA	– Vaterschafts- und Verwandtschaftstests		Englisch	Speichel	ohne App	nein
40)	Dantelabs[40]	USA	– Gesamtgenomsequenzierung (WGS)		Englisch	Speichel	ohne App	nein
41)	Darwin Dieticians[41]	AUT	– Life-Style-Untersuchungen: „Weight Loss", „Genetic testing for Sport and Performance"		Englisch	Speichel	ohne App	nein
42)	DashGenomics[42]	-	– Testung auf Anlageträgerschaft (Carrier-Status) für Alzheimer Demenz	keine Kontaktadresse	Englisch	Speichel	ohne App	ja
43)	Determigene[43]	USA	– Herkunftsanalyse – Vaterschafts- und Verwandtschaftstests Life-Style-Untersuchungen: „Infidelity"-Testing		Englisch	Speichel	ohne App	nein
44)	DexaFit[44]	USA	– Life-Style-Untersuchung: „DNA/Genetic Fitness Test"		Englisch	Speichel	ohne App	nein
45)	Diagnomics[45]	USA	– Exomsequenzierung (WES) – Gesamtgenomsequenzierung (WGS)		Englisch	Speichel	ohne App	nein

(Fortsetzung)

[37] https://www.color.com
[38] https://www.consumergenetics.com
[39] https://www.dadchecksilver.com
[40] https://www.dantelabs.com
[41] https://www.darwindietitians.com.au
[42] https://www.dashgenomics.com
[43] https://www.determigene.com
[44] https://www.dexafit.com
[45] https://www.diagnomics.com

Tabelle 4.2 (Fortsetzung)

	(1) Anbieter	(2) Land	(3) Produktportfolio	(4) sonstige Bemerkung	(5) Sprache der Webseite	(6) Material	(7) App für Gendaten	(8) Verkauf über Amazon
46)	DNA Ancestry & Family Origin[46]	VAE	– Herkunftsanalyse		Englisch	Speichel	ohne App	nein
47)	DNA Ancestry Project[47]	USA	– Herkunftsanalyse		Englisch	Speichel	ohne App	nein
48)	DNA Bioservices[48]	AUT	– Vaterschafts- und Verwandtschaftstests		Englisch	Speichel	ohne App	nein
49)	DNA Clinics[49]	GB	– Vaterschafts- und Verwandtschaftstests		Englisch	Speichel	ohne App	nein
50)	DNA Connect[50]	–	– Herkunftsanalyse – Vaterschafts- und Verwandtschaftstests Life-Style-Untersuchungen: „Infidelity"-Testing	kein Impressum, keine Kontaktadresse	Englisch	Speichel	ohne App	nein
51)	DNA Consultants[51]	USA	– Herkunftsanalyse		Englisch	Speichel	ohne App	nein
52)	DNA direct[52]	USA	– Herkunftsanalyse – Vaterschafts- und Verwandtschaftstests – Life-Style-Untersuchungen: „Infidelity"-Testing		Englisch	Speichel	ohne App	ja
53)	DNA DTC[53]	USA	– Testung auf Anlageträgerschaft (Carrier-Status) – Herkunftsanalysen – Erbliche Erkrankungen (erblicher Brustkrebs) – Exomsequenzierung (WES) – Gesamtgenomsequenzierung (WGS)		Englisch	Speichel	ohne App	nein
54)	DNA Findings[54]	USA	– Herkunftsanalyse – Vaterschafts- und Verwandtschaftstests		Englisch	Speichel	ohne App	nein

(Fortsetzung)

[46]https://www.dnaancestry.ae
[47]https://www.dnaancestryproject.com
[48]https://www.dnabioservices.com.au
[49]https://www.dnatestingclinics.co.uk
[50]https://www.dnaconnect.org
[51]https://www.dnaconsultants.com
[52]https://www.dna.direct
[53]https://www.dnadtc.com
[54]https://www.dnafindings.com

Tabelle 4.2 (Fortsetzung)

	(1) Anbieter	(2) Land	(3) Produktportfolio	(4) sonstige Bemerkung	(5) Sprache der Webseite	(6) Material	(7) App für Gendaten	(8) Verkauf über Amazon
55)	DNA Fit[55]	USA	– Life-Style-Untersuchungen: „DietFit", „HealthFit"		Englisch	Speichel	ohne App	ja
56)	DNA for Me[56]	AUT	– Life-Style-Untersuchungen: „My Health", „My Nutrition", „My Weight"		Deutsch	Speichel	ohne App	nein
57)	DNA Genie[57]	CHN	– Life-Style-Untersuchungen: „Fitness and Wellbeing, Nutrient Needs, Dietary Sensitives"		Englisch	Speichel	mit App	nein
58)	DNA Ireland[58]	IRL	– Herkunftsanalyse – „DNA-Testing"		Englisch	Speichel	ohne App	nein
59)	DNA Life[59]	ZAF	– Testung auf Anlageträgerschaft (Carrier-Status) – Erbliche Erkrankungen (umfassendes medizinisches Spektrum) – Pharmakogenetische Untersuchung – Life-Style-Untersuchungen: „DNA Sport", „DNA Health", „DNA Mind" „DNA Skin", „DNA Diet"	Einkauf über Bestellformular	Englisch	Speichel	ohne App	nein
60)	DNA Power[60]	CAN	– Life-Style-Untersuchungen: „TotalPower", „DietPower", „FitPower", „BrainPower", „HealthPower"		Englisch	Speichel	ohne App	nein
61)	DNA Romance[61]	CAN	– Life-Style-Untersuchungen: „Romantic Chemistry and Personality Compatibility"		Englisch	Speichel	mit App	nein
62)	DNA Services of America[62]	USA	– Vaterschafts- und Verwandtschaftstests		Englisch	Speichel	ohne App	nein

(Fortsetzung)

55 https://www.dnafit.com/us
56 https://www.dnaforme.com
57 https://www.dnagenie.co/home
58 https://www.dnaireland.ie
59 https://www.dnalife.healthcare
60 https://www.dnapower.com
61 https://www.dnaromance.com
62 https://www.dnasoa.com

Tabelle 4.2 (Fortsetzung)

	(1) Anbieter	(2) Land	(3) Produktportfolio	(4) sonstige Bemerkung	(5) Sprache der Webseite	(6) Material	(7) App für Gendaten	(8) Verkauf über Amazon
63)	DNA Solutions[63]	USA	– Herkunftsanalysen		Englisch	Speichel	ohne App	nein
64)	DNA Test[64]	ZAF	– Herkunftsanalysen – Vaterschafts- und Verwandtschaftstests		Englisch	Speichel	ohne App	nein
65)	DNA Testing[65]	CAN	– Herkunftsanalyse – Vaterschafts- und Verwandtschaftstests		Englisch	Speichel	ohne App	nein
66)	DNA Traits[66]	USA	– Testung auf Anlageträgerschaft (Carrier-Status) – Herkunftsanalysen – Erbliche Erkrankungen (erblicher Brustkrebs) – Exomsequenzierung (WES) – Gesamtgenomsequenzierung (WGS)		Englisch	Speichel	ohne App	nein
67)	DNA Tribes[67]	USA	– Herkunftsanalysen		Englisch	Speichel	ohne App	nein
68)	DNA Worldwide[68]	GB	– Herkunftsanalysen – Vaterschafts- und Verwandtschaftstests		Englisch	Speichel	ohne App	nein
69)	DNA11[69]	GB	– „DNA Art Portrait"		Englisch	Speichel	ohne App	nein
70)	DNACenter[70]	USA	– Herkunftsanalyse – Vaterschafts- und Verwandtschaftstests		Englisch Deutsch	Speichel	ohne App	nein
71)	DNALYSIS Biotechnology[71]	ZAF	– Life-Style-Untersuchungen: Ernährungsempfehlungen „DNA Diet", „DNA Health", „DNA Sport", „DNA Skin" – Pharmakogenetische Untersuchung		Englisch	Speichel	ohne App	nein

(Fortsetzung)

63 https://www.dnasolutionsusa.com
64 https://www.dnatest.co.za
65 https://www.dna-testing.ca
66 https://www.dnatraits.com
67 https://www.dnatribes.com
68 https://www.dna-worldwide.com
69 https://www.dna11.com
70 https://www.dnacenter.com
71 https://www.dnalysis.co.za

Tabelle 4.2 (Fortsetzung)

	(1) Anbieter	(2) Land	(3) Produktportfolio	(4) sonstige Bemerkung	(5) Sprache der Webseite	(6) Material	(7) App für Gendaten	(8) Verkauf über Amazon
72)	DNATestingCenters of Canada[72]	CAN	– Testung auf Anlageträgerschaft (Carrier-Status) – Herkunftsanalyse – Life-Style-Untersuchungen: „DNA Healty Skin Test", „DNA Healty Weight Test"		Englisch	Speichel	ohne App	nein
73)	DNAWeightControl[73]	CHE	– Life-Style-Untersuchungen: „WeightControl"		Deutsch	Speichel	ohne App	nein
74)	Dr. Seibt Genomics[74]	DEU	– Testung auf Anlageträgerschaft (Carrier-Status) – Erbliche Erkrankungen (umfassendes medizinisches Spektrum) – Pharmakogenetische Untersuchung – Life-Style-Untersuchungen: „Diät", „Ernährung", „Sport" – Exomsequenzierung (WES) – Gesamtgenomsequenzierung (WGS)		Deutsch	Speichel	ohne App	nein
75)	EasternBiotech[75]	VAE	– Testung auf Anlageträgerschaft (Carrier-Status) – Herkunftsanalyse – Vaterschafts- und Verwandtschaftstests – Erbliche Erkrankungen (umfassendes medizinisches Spektrum) – Pharmakogenetische Untersuchung – Life-Style-Untersuchungen: „Healthy Weight DNA", „Skin Care DNA"	Einkauf über Bestellformular	Englisch	Speichel	ohne App	nein
76)	Easy DNA[76]	GB	– Herkunftsanalysen – Vaterschafts- und Verwandtschaftstests – Life-Style-Untersuchungen: „DNA Ernährungs- und gesundes Körpergewicht-Test"		Englisch Deutsch	Speichel	ohne App	nein

[72]https://www.dnatestingcanada.com/services
[73]https://wwww.dnaweightcontrol.ch/de
[74]https://www.dr-seibt-genomics.com
[75]https://www.easternbiotech.com
[76]https://www.easydna.co.uk

(Fortsetzung)

Tabelle 4.2 (Fortsetzung)

	(1) Anbieter	(2) Land	(3) Produktportfolio	(4) sonstige Bemerkung	(5) Sprache der Webseite	(6) Material	(7) App für Gendaten	(8) Verkauf über Amazon
77)	Endevaor[77]	USA	– Herkunftsanalyse – Vaterschafts- und Verwandtschaftstests – Life-Style-Untersuchungen: „Infidelity"-Testing		Englisch	Speichel	ohne App	ja
78)	Eugene[78]	GB	– Life-Style-Untersuchungen: „Weight-Loss"		Englisch	Speichel	ohne App	nein
79)	Family Tree DNA[79]	USA	– Herkunftsanalysen		Englisch	Speichel	ohne App	ja
80)	FindMyPastDNA[80]	GB	– Herkunftsanalyse		Englisch	Speichel	ohne App	nein
81)	FitGenes[81]	USA	– Life-Style-Untersuchungen: „Health and Wellbeing"		Englisch	Speichel	ohne App	nein
82)	FitnessGenes[82]	GB	– Life-Style-Untersuchungen: „Fitness DNA Test"		Englisch	Speichel	ohne App	ja
83)	Forensics Genetics Center[83]	CAN	– Herkunftsanalysen – Vaterschafts- und Verwandtschaftstests – Life-Style-Untersuchungen: „Infidelity"-Testing		Englisch	Speichel	ohne App	nein
84)	Full Genomes[84]	USA	– Herkunftsanalysen – Exomsequenzierung (WES) – Gesamtgenomsequenzierung (WGS)		Englisch Deutsch	Speichel	ohne App	nein
85)	Future Skin[85]	GB	– Life-Style-Untersuchungen: „DNA Skin Care Test"		Englisch	Speichel	ohne App	nein

[77] https://www.endeavordna.com
[78] https://www.eugenedna.com
[79] https://www.familytreedna.com
[80] https://www.findmypast.com.au/ancestry-dna-testing
[81] https://www.fitgenes.com
[82] https://www.fitnessgenes.com
[83] https://www.forensicgeneticscenter.com
[84] https://www.fullgenomes.com
[85] https://www.katekerrlondon.co.uk

(Fortsetzung)

Tabelle 4.2 (Fortsetzung)

	(1) Anbieter	(2) Land	(3) Produktportfolio	(4) sonstige Bemerkung	(5) Sprache der Webseite	(6) Material	(7) App für Gendaten	(8) Verkauf über Amazon
86)	Gene by Gene[86]	USA	– Testung auf Anlageträgerschaft (Carrier-Status) – Herkunftsanalysen – Erbliche Erkrankungen (erblicher Brustkrebs) – Exomsequenzierung (WES) – Gesamtgenomsequenzierung (WGS)		Englisch	Speichel	ohne App	nein
87)	Genebase[87]	CAN	– Herkunftsanalysen – Vaterschafts- und Verwandtschaftstests – Erbliche Erkrankungen (umfassendes medizinisches Spektrum) – Life-Style-Untersuchungen: „Infidelity"-Testing		Englisch	Speichel	ohne App	nein
88)	GeneBlitz[88]	GB	– Vaterschafts- und Verwandtschaftstests		Englisch	Speichel	ohne App	ja
89)	Genecodebook O₂[89]	FIN	–		Finnisch	–	–	nein
90)	geneDecode[90]	CHN	– Testung auf Anlageträgerschaft (Carrier-Status) – Erbliche Erkrankungen (umfassendes medizinisches Spektrum) – Pharmakogenetische Untersuchung – Life-Style-Untersuchungen: „Talent Test", „Alopecia (Haarausfall)"		Englisch	Speichel	ohne App	nein
91)	genefit[91]	GB	– Life-Style-Untersuchungen: „Performance DNA testing for training and supplementation"		Englisch	Speichel	ohne App	nein
92)	genelex[92]	USA	– Pharmakogenetische Untersuchung		Englisch	Speichel	ohne App	nein

86 https://www.genebygene.com
87 https://www.genebase.com
88 https://www.geneblitz.com
89 https://www.testaaitse.fi/geenitestit
90 https://www.gene-decode.com/en
91 https://www.genefitdna.com
92 https://www.genelex.com

(Fortsetzung)

Tabelle 4.2 (Fortsetzung)

(1) Anbieter	(2) Land	(3) Produktportfolio	(4) sonstige Bemerkung	(5) Sprache der Webseite	(6) Material	(7) App für Gendaten	(8) Verkauf über Amazon
93) GenePlanet[93]	SVN	– Life-Style-Untersuchungen: „NutriFit", „NutriSkin"		Englisch	Speichel	ohne App	nein
94) Genetic Center Company Limited[94]	CHN	– Erbliche Erkrankungen (umfassendes medizinisches Spektrum „Disease Susceptibility Gene Test for over 100 diseases) – Life-Style-Untersuchungen: „Child Talent Gene Test"		Englisch	Speichel	ohne App	nein
95) Genetic Health[95]	GB	– Erbliche Erkrankungen (umfassendes medizinisches Spektrum, „Premium Male/Premium Female") – Pharmakogenetische Untersuchung – Life-Style-Untersuchungen: „Obesity, Diabetes, Nutrition and Weight Loss"		Englisch	Speichel	ohne App	nein
96) Genetic Healthcare Group[96]	MYS	– Testung auf Anlageträgerschaft (Carrier-Status): „100 Diseases Susceptibility Hereditary Gene (DNA) Test" – Life-Style-Untersuchungen: „Inborn Talent & Behavioral Gene (DNA) Test"		Englisch	Speichel	ohne App	nein
97) Genetic Performance[97]	–	– Life-Style-Untersuchungen: „Sport Performance"	keine Kontaktadresse	Englisch	Speichel	ohne App	nein
98) Genetica[98]	USA	– Herkunftsanalyse – Vaterschafts- und Verwandtschaftstests		Englisch	Speichel	ohne App	nein

93https://www.geneplanet.com
94https://www.globalsources.com/si/AS/Genetic-Center/6008835878235/Homepage.htm
95https://www.genetic-health.co.uk
96https://www.genetic-healthcare.com
97https://www.geneticperformance.com
98https://www.genetica.com

(Fortsetzung)

Tabelle 4.2 (Fortsetzung)

	(1) Anbieter	(2) Land	(3) Produktportfolio	(4) sonstige Bemerkung	(5) Sprache der Webseite	(6) Material	(7) App für Gendaten	(8) Verkauf über Amazon
99)	GeneticBalance[99]	DEU	– Life-Style-Untersuchungen: „Genetic Balance", „Genetic Balance Sport"		Deutsch	Speichel	ohne App	nein
100)	GenetiConcept[100]	FRA	– Pharmakogenetische Untersuchung – Life-Style-Untersuchungen: „Overall well-being", „Skin DNA Test", „Health DNA Test"		Englisch	Speichel	ohne App	nein
101)	GeneTrace[101]	–	– Testung auf Anlageträgerschaft (Carrier-Status) – Herkunftsanalyse – Vaterschafts- und Verwandtschaftstests – Erbliche Erkrankungen (umfassendes medizinisches Spektrum) – Pharmakogenetische Untersuchung – Life-Style-Untersuchungen: „Diet and Fitness", „Food Sensitivity", „General Health", „Behaviour and Trait"	keine Kontaktadresse	Englisch	Speichel	ohne App	nein
102)	Genetrack Biolabs[102]	CAN	– Herkunftsanalyse – Vaterschafts- und Verwandtschaftstests		Englisch	Speichel	ohne App	nein
103)	Genetrainer[103]	GB	– Life-Style-Untersuchungen: "genetically guided fitness"		Englisch	Speichel	ohne App	nein
104)	GenetX[104]	USA	– Testung auf Anlageträgerschaft (Carrier-Status) – Erbliche Erkrankungen (umfassendes medizinisches Spektrum) – Pharmakogenetische Untersuchung – Life-Style-Untersuchungen: „Healty Life and Slim", „Sport und Performance"	Einkauf über Bestellformular	Englisch	Speichel	ohne App	ja

(Fortsetzung)

99 https://www.genetic-balance.com
100 https://www.geneticoncept.com
101 https://www.dnafamilycheck.com
102 https://www.genetrack.co.uk
103 https://www.genetrainer.com
104 https://www.genetx.eu

Tabelle 4.2 (Fortsetzung)

	(1) Anbieter	(2) Land	(3) Produktportfolio	(4) sonstige Bemerkung	(5) Sprache der Webseite	(6) Material	(7) App für Gendaten	(8) Verkauf über Amazon
105)	GENEU[105]	-	-	Webseite nicht erreichbar Fehlermeldung: „Forbidden. You don't have permission to access / on this server"	-	-	-	nein
106)	Genex Diagnostics Inc[106]	USA	- Herkunftsanalyse - Vaterschafts- und Verwandtschaftstests		Englisch	Speichel	ohne App	nein
107)	GeneYouIn[107]	CAN	- Pharmakogenetische Untersuchung		Englisch	Speichel	ohne App	nein
108)	Genoma International[108]	-	- Pharmakogenetische Untersuchung - Life-Style-Untersuchungen: genetische Untersuchung auf Nahrungsmittelunverträglichkeiten	kein Impressum, keine Kontaktadresse	Englisch	Speichel	ohne App	nein
109)	Genomic Express Inc[109]	USA	- Erbliche Erkrankungen (Kardiale Erkrankungen) - Pharmakogenetische Untersuchung - Life-Style-Untersuchungen: „Athletic Performance Dermatology", „Diet", Nutrition", „Weight Managment"		Englisch	Speichel	ohne App	nein

(Fortsetzung)

105 https://www.geneu.com
106 https://www.genexdiagnostics.com
107 https://www.pillcheck.ca
108 https://www.genomainternational.com
109 https://www.genomicexpress.com

Tabelle 4.2 (Fortsetzung)

	(1) Anbieter	(2) Land	(3) Produktportfolio	(4) sonstige Bemerkung	(5) Sprache der Webseite	(6) Material	(7) App für Gendaten	(8) Verkauf über Amazon
110)	Genomics for Life[110]	AUS	– Testung auf Anlageträgerschaft (Carrier-Status) – Erbliche Erkrankungen (umfassendes medizinisches Spektrum) – Life-Style-Untersuchungen: „NutriFit Lifestyle Testing" – Pharmakogenetische Untersuchung	Einkauf über Bestellformular	Englisch	Speichel	ohne App	nein
111)	Genoris[111]	ITA	– Testung auf Anlageträgerschaft (Carrier-Status) – Erbliche Erkrankungen (umfassendes medizinisches Spektrum) – Pharmakogenetische Untersuchung – Life-Style-Untersuchungen: „Diät", „Ernährung", „Sport"		Deutsch	Speichel	ohne App	nein
112)	Genos[112]	USA	– Exomsequenzierung (WES)		Englisch	Speichel	ohne App	nein
113)	Genosense[113]	AUT	– Erbliche Erkrankungen (umfassendes medizinisches Spektrum „DNAhealthControl") – Pharmakogenetische Untersuchung – Life-Style-Untersuchungen: „DNAnutriControl"		Englisch Deutsch	Speichel	ohne App	nein
114)	Genotek[114]	RUS	– Testung auf Anlageträgerschaft (Carrier-Status) – Herkunftsanalyse – Vaterschafts- und Verwandtschaftstests – Erbliche Erkrankungen (umfassendes medizinisches Spektrum) – Pharmakogenetische Untersuchung „Health", „Beauty" – Gesamtgenomsequenzierung (WGS)		Englisch	Speichel	ohne App	nein

(Fortsetzung)

110https://www.genomicsfortlife.com.au
111https://www.genoris.com/de
112https://www.genos.co/sequencing.html
113https://www.genosense.com
114https://www.genotek.ru

Tabelle 4.2 (Fortsetzung)

	(1) Anbieter	(2) Land	(3) Produktportfolio	(4) sonstige Bemerkung	(5) Sprache der Webseite	(6) Material	(7) App für Gendaten	(8) Verkauf über Amazon
115)	Genovate[115]	–	– Testung auf Anlageträgerschaft (Carrier-Status) – Herkunftsanalyse – Erbliche Erkrankungen (umfassendes medizinisches Spektrum) – Life-Style-Untersuchungen: „Health and Disease", „Diet and Fitness", „Behaviour and Traits"	keine Kontaktadresse	Englisch	Speichel	ohne App	ja
116)	Genovia[116]	DEU	– Testung auf Anlageträgerschaft (Carrier-Status) – Vaterschafts- und Verwandtschaftstests – Erbliche Erkrankungen (umfassendes medizinisches Spektrum) – Pharmakogenetische Untersuchung		Deutsch	Speichel	ohne App	nein
117)	GenoVive[117]	USA	– Life-Style-Untersuchungen: „Eating, Nutrition and Fitness Behavior"		Englisch	Speichel	ohne App	nein
118)	GenTrace[118]	USA	– Herkunftsanalyse – Vaterschafts- und Verwandtschaftstests		Englisch	Speichel	ohne App	nein
119)	Gonidio[119]	CHE	– Erbliche Erkrankungen (umfassendes medizinisches Spektrum, „HEALTH & MEDICAL CARE") – Life-Style-Untersuchungen: „ANTI-AGING & NUTRIGENOMICS", „ATHLETIC PERFORMANCE", „OBESITY MANAGEMENT"		Englisch	Speichel	ohne App	nein
120)	Graceful Earth[120]	USA	– Life-Style-Untersuchungen: „Alzheimer-Test"		Englisch	Speichel	ohne App	nein

(Fortsetzung)

[115] https://www.genovate.com
[116] https://genovia-shop.de
[117] https://www.genoviveusa.com
[118] https://www.dnafamilycheck.com
[119] https://www.gonidio.com
[120] https://www.gracefulearth.net

Tabelle 4.2 (Fortsetzung)

	(1) Anbieter	(2) Land	(3) Produktportfolio	(4) sonstige Bemerkung	(5) Sprache der Webseite	(6) Material	(7) App für Gendaten	(8) Verkauf über Amazon
121)	Habit LLC[121]	USA	– Life-Style-Untersuchungen: „HABIT ESSENTIAL" für eine gesündere Ernährung		Englisch	Speichel	ohne App	nein
122)	Health Nucleus[122]	USA	– Testung auf Anlageträgerschaft (Carrier-Status) – Life-Style-Untersuchungen: „Health" – Gesamtgenomsequenzierung (WGS)	Einkauf über Bestellformular	Englisch	Speichel	ohne App	nein
123)	Health Street[123]	USA	– Herkunftsanalyse – Vaterschafts- und Verwandtschaftstests		Englisch	Speichel	ohne App	nein
124)	HealthCheckUSA[124]	USA	– Erbliche Erkrankungen (Blutungsneigung)		Englisch	Speichel	ohne App	nein
125)	Heath & Fitness[125]	DEU	– Life-Style-Untersuchungen: „DNA Ernährungsempfehlungen"		Deutsch	Speichel	ohne App	nein
126)	Helix[126]	USA	– Testung auf Anlageträgerschaft (Carrier-Status) – Herkunftsanalyse – Vaterschafts- und Verwandtschaftstests – Pharmakogenetische Untersuchung – Life-Style-Untersuchungen: „Diabetes Typ 2", „Genetic Weight", „Schlafgesundheit"		Englisch	Speichel	ohne App	nein
127)	Holistic Health International[127]	USA	– Life-Style-Untersuchungen: Ernährungsuntersuchung		Englisch Deutsch	Speichel	ohne App	nein
128)	HomeDNA[128]	USA	– Herkunftsanalyse – Vaterschafts- und Verwandtschaftstests – Life-Style-Untersuchungen: „Skin Care", „Healty Weight", „Food sensitivity"		Englisch	Speichel	ohne App	ja

(Fortsetzung)

[121]https://www.habit.com
[122]https://www.healthnucleus.com
[123]https://www.health-street.net
[124]https://www.healthcheckusa.com
[125]https://www.brigittejaeger.de/specials/gentest/
[126]https://www.helix.com
[127]https://www.holisticheal.com
[128]https://www.homedna.com

Tabelle 4.2 (Fortsetzung)

	(1) Anbieter	(2) Land	(3) Produktportfolio	(4) sonstige Bemerkung	(5) Sprache der Webseite	(6) Material	(7) App für Gendaten	(8) Verkauf über Amazon
129)	HomeDNAdirect[129]	USA	– Testung auf Anlageträgerschaft (Carrier-Status): „Cancer Predisposition" – Herkunftsanalyse – Vaterschafts- und Verwandtschaftstests – Life-Style-Untersuchungen: „Infidelity"-Testing, „Skin DNA Testing, DNA Diet and Healthy Weight Test"		Englisch	Speichel	ohne App	nein
130)	HumanSense[130]	DEU	– Erbliche Erkrankungen (umfassendes medizinisches Spektrum z. B. Thromboseneigung, Test auf Laktose- und Fruktoseintoleranz bzw. Nahrungsmittelintoleranz, Zöliakie) – Life-Style-Untersuchungen: „Test auf Diät- & Sporttyp" – Pharmakogenetische Untersuchung		Deutsch	Speichel	ohne App	nein
131)	Identigene Inc[131]	USA	– Herkunftsanalyse – Vaterschafts- und Verwandtschaftstests		Englisch	Speichel	ohne App	nein
132)	iGENEA[132]	CHE	– Herkunftsanalyse – Life-Style-Untersuchungen: „Krieger-Gen"		Englisch Deutsch	Speichel	ohne App	nein
133)	Indian Biosciences[133]	IND	– Testung auf Anlageträgerschaft (Carrier-Status) – Herkunftsanalyse – Vaterschafts- und Verwandtschaftstests – Life-Style-Untersuchungen: „DNA Test for Weight Loss, Nutrition, Diseases and Vitamin DNA Test"		Englisch	Speichel	ohne App	nein

[129]https://www.homednadirect.co.uk
[130]https://www.humasense.de
[131]https://www.dnatesting.com
[132]https://www.igenea.com/de/home
[133]https://www.inbdna.com

(Fortsetzung)

Tabelle 4.2 (Fortsetzung)

	(1) Anbieter	(2) Land	(3) Produktportfolio	(4) sonstige Bemerkung	(5) Sprache der Webseite	(6) Material	(7) App für Gendaten	(8) Verkauf über Amazon
134)	Infidelity DNA Testing[134]	USA	– Life-Style-Untersuchungen: „Infidelity"-Testing		Englisch	Speichel	ohne App	nein
135)	Inherent Health[135]	USA	– Life-Style-Untersuchungen: „Fitness", „Behavior", „Beauty"		Englisch	Speichel	ohne App	ja
136)	Innersport[136]	USA	– Life-Style-Untersuchungen: „Genetic Testing for Sports Injuries"		Englisch	Speichel	ohne App	nein
137)	Insitome[137]	USA	– Herkunftsanalyse – Life-Style-Untersuchungen: „Metabolism"		Englisch	Speichel	mit App	nein
138)	Instant Chemistry[138]	USA	– Life-Style-Untersuchungen: „Relationship Kit"		Englisch	Speichel	ohne App	nein
139)	International Biosciences[139]	GB	– Testung auf Anlageträgerschaft (Carrier-Status) für Krebserkrankungen, Stoffwechselerkrankungen – Herkunftsanalyse – Vaterschafts- und Verwandtschaftstests – Life-Style-Untersuchungen: „SkinCareDNATest, DNA Diet and Healthy Weight Test"		Englisch Deutsch	Speichel	ohne App	nein
140)	iTest DNA LLC[140]	–	–	„not accepting new clients"	Englisch	Speichel	ohne App	nein
141)	Kailos Genetics[141]	USA	– Testung auf Anlageträgerschaft (Carrier-Status) – Pharmakogenetische Untersuchung		Englisch	Speichel	ohne App	nein

(Fortsetzung)

[134]https://www.infidelitydnatesting.com
[135]https://www.orig3n.com
[136]https://www.innersport.com/archives/2421
[137]https://www.insito.me
[138]https://www.instantchemistry.com
[139]https://www.ibdna.com
[140]https://www.itestdna.net
[141]https://www.kailosgenetics.com

Tabelle 4.2 (Fortsetzung)

	(1) Anbieter	(2) Land	(3) Produktportfolio	(4) sonstige Bemerkung	(5) Sprache der Webseite	(6) Material	(7) App für Gendaten	(8) Verkauf über Amazon
142)	Karmagenes[142]	CHE	Life-Style-Untersuchungen: „Full understanding of personality traits"		Englisch	Speichel	ohne App	nein
143)	Legal DNA Testing[143]	USA	– Herkunftsanalyse – Vaterschafts- und Verwandtschaftstests – Life-Style-Untersuchungen: „Infidelity"-Testing		Englisch	Speichel	ohne App	nein
144)	LivingDNA[144]	GB	– Herkunftsanalyse		Englisch	Speichel	ohne App	ja
145)	Map My Gene[145]	USA	– Testung auf Anlageträgerschaft (Carrier-Status) Life-Style-Untersuchungen: „Talent Genetic Testing"		Englisch	Speichel	ohne App	nein
146)	Map My Genome[146]	IND	– Pharmakogenetische Untersuchung – Life-Style-Untersuchungen: „BODY COMPOSITION"		Englisch	Speichel	ohne App	nein
147)	MediGoo[147]	FIN	– Testung auf Anlageträgerschaft (Carrier-Status) für Alzheimer Demenz, Parkinson – Vaterschafts- und Verwandtschaftstests – Erbliche Erkrankungen (umfassendes medizinisches Spektrum) – Life-Style-Untersuchungen: „Sleeping", „Nutrition", „Aging", „Abuse"		Englisch Deutsch	Speichel	ohne App	ja

(Fortsetzung)

[142]https://www.karmagenes.co
[143]https://www.legal-dna-testing.com
[144]https://www.livingdna.com
[145]https://www.mapmygene.com
[146]https://www.mapmygenome.in
[147]https://www.medigoo.com

Tabelle 4.2 (Fortsetzung)

	(1) Anbieter	(2) Land	(3) Produktportfolio	(4) sonstige Bemerkung	(5) Sprache der Webseite	(6) Material	(7) App für Gendaten	(8) Verkauf über Amazon
148)	MiaDNA[148]	–	– Testung auf Anlageträgerschaft (Carrier-Status) – Vaterschafts- und Verwandtschaftstests – Erbliche Erkrankungen (umfassendes medizinisches Spektrum) – Life-Style-Untersuchungen: „Diet", „ Wellness and Lifestyle", „Fitness", „Children's DNA Discovery"	keine Kontaktadresse	Englisch	Speichel	ohne App	ja
149)	MightyDNA[149]	–	– Life-Style-Untersuchungen: „Food Sensitivity", „Partner Compatibility", „Memory", „Abilities and Child Talent", „Addiction", „SkinCare", „WeightLoss"	keine Kontaktadresse	Englisch	Speichel	ohne App	ja
150)	MLSBioDNA[150]	USA	– Vaterschafts- und Verwandtschaftstests		Englisch	Speichel	ohne App	nein
151)	Muhdo[151]	GB	– Life-Style-Untersuchungen: „Inner Health Track", „Muhdo DNA profile"		Englisch Deutsch	Speichel	mit App	ja
152)	My DNA[152]	AUS	– Pharmakogenetische Untersuchung Life-Style-Untersuchungen: „myDNA NUTRITION & FITNESS & VITAMINS"		Englisch	Speichel	ohne App	nein
153)	My forever DNA[153]	USA	– Herkunftsanalyse – Vaterschafts- und Verwandtschaftstests Life-Style-Untersuchungen: „Infidelity"-Testing		Englisch	Speichel	ohne App	ja
154)	My Heritage[154]	ISR	– Herkunftsanalyse		Englisch Deutsch	Speichel	ohne App	ja

[148]https://www.miadna.com
[149]https://www.mightydna.com
[150]https://www.mlsbiodna.net/index.html
[151]https://www.muhdo.com
[152]https://www.mydna.life
[153]https://www.myforeverdna.com
[154]https://www.myheritage.de

(Fortsetzung)

Tabelle 4.2 (Fortsetzung)

	(1) Anbieter	(2) Land	(3) Produktportfolio	(4) sonstige Bemerkung	(5) Sprache der Webseite	(6) Material	(7) App für Gendaten	(8) Verkauf über Amazon
155)	My Inner Go[155]	GB	– Life-Style-Untersuchungen: „Sport Gene Test", „Weight Gene Test"		Englisch	Speichel	ohne App	nein
156)	myDNAhealth[156]	GB	– Life-Style-Untersuchungen: „Health Test", „Sleep & Stress", „Lifestyle Habits", „Oestrogen Imbalance"		Englisch	Speichel	ohne App	ja
157)	Myriad[157]	USA	– Testung auf Anlageträgerschaft (Carrier-Status) – Erbliche Erkrankungen (umfassendes medizinisches Spektrum) – Pharmakogenetische Untersuchung	Einkauf über Bestellformular	Englisch	Speichel	ohne App	nein
158)	Natera[158]	USA	– Testung auf Anlageträgerschaft (Carrier-Status)	Einkauf über Bestellformular	Englisch	Speichel	ohne App	nein
159)	National Geographic's Genographic Project[159]	USA	– Herkunftsanalyse		Englisch	Speichel	ohne App	ja
160)	Natural Health Ministries[160]	USA	– Life-Style-Untersuchungen: „Homeopathic Energy DNA Testing"		Englisch	Haare	ohne App	nein
161)	Nature Doctors[161]	USA	– Life-Style-Untersuchungen: „Fitness/Dietary/Antioxidant Genes", „Detox Pathways", „Mental Health"		Englisch	Speichel	ohne App	nein

(Fortsetzung)

[155]https://www.myinnergo.co.uk
[156]https://www.mydnahealth.co.uk
[157]https://www.myriad.com
[158]https://www.natera.com
[159]https://www.genographic.nationalgeographic.com
[160]https://www.naturalhealthministries.com/dna-testing.php
[161]https://www.thenaturedoctors.ca/services/specialty-testing/genetic-testing

Tabelle 4.2 (Fortsetzung)

	(1) Anbieter	(2) Land	(3) Produktportfolio	(4) sonstige Bemerkung	(5) Sprache der Webseite	(6) Material	(7) App für Gendaten	(8) Verkauf über Amazon
162)	Nebula Genomics[162]	–	– Herkunftsanalyse – Gesamtgenomsequenzierung (WGS)	kein Impressum, keine Kontaktadresse	Englisch	Speichel	ohne App	nein
163)	New Life Genetics[163]	DNK	– Life-Style-Untersuchungen: „DNA Test for Kids and Babies, Fitness, Stress, SkinCare, Talent and Weight Loss"		Englisch	Speichel	ohne App	nein
164)	Nimble Diagnostics[164]	GB	– Herkunftsanalyse – Vaterschafts- und Verwandtschaftstests – „DNA Art Portrait"		Englisch	Speichel	ohne App	nein
165)	Nordic Labs[165]	DNK	– Pharmakogenetische Untersuchung – Life-Style-Untersuchungen: „DNA Diet, DNA Mind, DNA Skin, DNA Health"		Englisch	Speichel	ohne App	nein
166)	Northgene[166]	GB	– Herkunftsanalyse – Vaterschafts- und Verwandtschaftstests		Englisch	Speichel	ohne App	nein
167)	Nutria[167]	–	– Life-Style-Untersuchungen: „Dietary Profile"	keine Kontaktadresse	Englisch	Speichel	ohne App	nein
168)	Nutrigenomix[168]	CAN	– Life-Style-Untersuchungen: „Health Test, Sport Test, Fertility Test"		Englisch	Speichel	ohne App	nein
169)	Nutrisystem[169]	–	– Life-Style-Untersuchungen: „Weight Loss"	keine Kontaktadresse	Englisch	Speichel	ohne App	ja

(Fortsetzung)

[162] https://www.nebula.org
[163] https://www.newlifegenetics.com
[164] https://www.nimblediagnostics.co.uk/index.html
[165] https://www.nordiclabs.com/EProduct.aspx?id=173
[166] https://www.northgene.co.uk
[167] https://www.nutriacoach.com
[168] https://www.nutrigenomix.com
[169] https://www.nutrisystem.com

Tabelle 4.2 (Fortsetzung)

(1) Anbieter	(2) Land	(3) Produktportfolio	(4) sonstige Bemerkung	(5) Sprache der Webseite	(6) Material	(7) App für Gendaten	(8) Verkauf über Amazon
170) NW DNA Testing[170]	USA	– Herkunftsanalyse – Vaterschafts- und Verwandtschaftstests		Englisch	Speichel	ohne App	nein
171) Ormond Quay Paternity Services[171]	IRL	– Herkunftsanalyse – Vaterschafts- und Verwandtschaftstests		Englisch	Speichel	ohne App	nein
172) Oxford Ancestors[172]	GB	– Herkunftsanalyse		Englisch	Speichel	ohne App	nein
173) PaternityDepot[173]	GB	– Vaterschafts- und Verwandtschaftstests		Englisch	Speichel	ohne App	nein
174) PaternityUSA[174]	USA	– Herkunftsanalyse – Vaterschafts- und Verwandtschaftstests		Englisch	Speichel	ohne App	nein
175) Pathway Genomics[175]	GB	– Testung auf Anlageträgerschaft (Carrier-Status) – Erbliche Erkrankungen (Kardiale Erkrankungen) – Pharmakogenetische Untersuchung – Life-Style-Untersuchungen: „Fitness", „Skin", „Cardiac Health", „CannabisDNA"		Englisch	Speichel	ohne App	ja
176) PHL[176]	GB	– Life-Style-Untersuchungen: „ Genetic-hair-loss-test"		Englisch	Speichel	ohne App	ja
177) Positive Bioscience[177]	IND	– Erbliche Erkrankungen (Krebserkrankungen)	Einkauf über Bestellformular	Englisch	Speichel	ohne App	nein

170 https://www.nwdnatesting.com
171 https://www.oqps.ie
172 https://www.oxfordancestors.com/component/option.com_frontpage/Itemid.1
173 https://www.paternitydepot.co.uk
174 https://www.paternityusa.com
175 https://www.pathway.com
176 https://www.preventionhairloss.com
177 https://www.positivebioscience.com

(Fortsetzung)

Tabelle 4.2 (Fortsetzung)

	(1) Anbieter	(2) Land	(3) Produktportfolio	(4) sonstige Bemerkung	(5) Sprache der Webseite	(6) Material	(7) App für Gendaten	(8) Verkauf über Amazon
178)	Prenetics[178]	CHN	– Testung auf Anlageträgerschaft (Carrier-Status): „Family Planning", „Inherited Cancer Screen" – Pharmakogenetische Untersuchung		Englisch	Speichel	mit App	nein
179)	Private Lab Results[179]	USA	– Life-Style-Untersuchungen: „Infideliiy"-Testing, „DNA Food Test"		Englisch	Speichel	ohne App	nein
180)	Progenom[180]	DEU	– Erbliche Erkrankungen (umfassendes medizinisches Spektrum) – Life-Style-Untersuchungen: „Nutrition/Weight/Toxo/Biological Age/Burnout/Performance/Allergy/Food Intolerance/Micromutrient Microbiome Sensor"		Englisch Deutsch	Speichel	ohne App	nein
181)	PTC Labratories[181]	USA	– Herkunftsanalyse – Vaterschafts- und Verwandtschaftstests		Englisch	Speichel	ohne App	nein
182)	RapidDNATesting[182]	USA	– Herkunftsanalyse – Vaterschafts- und Verwandtschaftstests – Life-Style-Untersuchungen: „Infidelity"-Testing		Englisch	Speichel	ohne App	ja
183)	Roots For Real[183]	GB	– Herkunftsanalyse – Vaterschafts- und Verwandtschaftstests		Englisch Deutsch	Speichel	ohne App	nein
184)	SilverBerry Genmix[184]	USA	– Herkunftsanalyse – Life-Style-Untersuchungen: „Nutrition", „Personality", „SkinCare", „Sports", „Allergy"		Englisch	Speichel	ohne App	ja

(Fortsetzung)

178 https://www.prenetics.com/en/index.html
179 https://www.privatelabresults.com
180 https://www.progenom.com
181 https://www.ptclabs.com
182 https://www.rapiddnatesting.net
183 https://www.rootsforreal.com
184 https://www.silverberrygenomix.com

Tabelle 4.2 (Fortsetzung)

	(1) Anbieter	(2) Land	(3) Produktportfolio	(4) sonstige Bemerkung	(5) Sprache der Webseite	(6) Material	(7) App für Gendaten	(8) Verkauf über Amazon
185)	Skin DNA[185]	CAN	– Life-Style-Untersuchungen: „Skin DNA Test"		Englisch	Speichel	ohne App	nein
186)	Smart DNA[186]	AUS	– Life-Style-Untersuchungen: „smartDNA Genomic Wellness Plus Test"		Englisch	Speichel	ohne App	nein
187)	Soccer Genomics[187]	USA	– Life-Style-Untersuchungen: „DNA Soccer Test"		Englisch	Speichel	ohne App	nein
188)	SpareRoom[188]	GB	– Life-Style-Untersuchungen: „Housemate Matchmaking DNA Kit"		Englisch	Speichel	ohne App	nein
189)	Sports Gene[189]	FIN	– Life-Style-Untersuchungen: „Genetic Test of Athletic abilities/Weight Management/Sleep /Nutrition/Food Intolerance"		Englisch	Speichel	ohne App	nein
190)	Sure Genomics[190]	USA	– Gesamtgenomsequenzierung (WGS)		Englisch	Speichel	ohne App	nein
191)	Swab Test[191]	USA	– Herkunftsanalyse – Vaterschafts- und Verwandtschaftstests		Englisch	Speichel	ohne App	nein
192)	TellmeGene[192]	ESP	– Testung auf Anlageträgerschaft (Carrier-Status) – Herkunftsanalyse – Erbliche Erkrankungen (umfassendes medizinisches Spektrum) – Pharmakogenetische Untersuchung – Life-Style-Untersuchungen: umfassendes Spektrum „Individual Traits", u. a. „Biological aging", „Diet respone", „Bitter taste perception", „Blond hair color"		Englisch	Speichel	ohne App	ja

(Fortsetzung)

[185]https://www.skindnacanada.com
[186]https://www.smartdna.com.au
[187]https://www.soccergenomics.com
[188]https://www.spareroom.co.uk
[189]https://www.sportsgene.ee/en
[190]https://www.suregenomics.com
[191]https://www.swabtest.com
[192]https://www.tellmegen.com/en

Tabelle 4.2 (Fortsetzung)

	(1) Anbieter	(2) Land	(3) Produktportfolio	(4) sonstige Bemerkung	(5) Sprache der Webseite	(6) Material	(7) App für Gendaten	(8) Verkauf über Amazon
193)	TELOYEARS ADVANCED ANCESTRY[193]	USA	– Herkunftsanalyse		Englisch	Speichel	ohne App	nein
194)	Test Infidelity[194]	USA	– Life-Style-Untersuchungen: „forensic Infidelity-Testing"		Englisch	Speichel	ohne App	nein
195)	That DNA Company[195]	GB	– Vaterschafts- und Verwandtschaftstests		Englisch	Speichel	ohne App	nein
196)	The Makings of Me[196]	ISR	– Life-Style-Untersuchungen: „My Child's DNA Insights Kit", „Lifespan Potential DNA Test", „Height, Overweight, Hair Loss, Smoking Behavior, Morning/Night Person, Memory Performance, Response to Diet"		Englisch	Speichel	ohne App	ja
197)	The Wellness Brothers[197]	VAE	– Life-Style-Untersuchungen: „DNA Diet/Health/Fit/Oestrogen"		Englisch	Speichel	ohne App	nein
198)	The Wellness Genes[198]	USA	– Testung auf Anlageträgerschaft (Carrier-Status) – Erbliche Erkrankungen (umfassendes medizinisches Spektrum „heart disease, cancer, and macular degeneration") – Pharmakogenetische Untersuchung – Life-Style-Untersuchungen: „Anti-aging, Beauty and Wellness", „Athletic and Sports Performance"		Englisch	Speichel	ohne App	nein

(Fortsetzung)

[193]https://www.teloyears.com/home/ancestry.html
[194]https://www.testinfidelity.com
[195]https://www.thatdnacompany.com
[196]https://www.themakingsofme.com
[197]https://www.thewellnessbrothers.com/dna-tests.html
[198]https://www.wellnessgene.com/DNA-Test.html

Tabelle 4.2 (Fortsetzung)

	(1) Anbieter	(2) Land	(3) Produktportfolio	(4) sonstige Bemerkung	(5) Sprache der Webseite	(6) Material	(7) App für Gendaten	(8) Verkauf über Amazon
199)	Theranostics Lab[199]	NZL	– Erbliche Erkrankungen („Coronary Artery Disease Risk", „Atrial Fibrillation Risk") – Pharmakogenetische Untersuchung		Englisch	Speichel	ohne App	nein
200)	Universal Genetics[200]	USA	– Vaterschafts- und Verwandtschaftstests – Life-Style-Untersuchungen: „Curiosity DNA Test"		Englisch	Speichel	ohne App	nein
201)	Veritas Genetics[201]	USA	– Gesamtgenomsequenzierung (WGS)		Englisch	Speichel	ohne App	nein
202)	Vinome[202]	USA	– Life-Style-Untersuchungen: „Taste Preferences to Vine"		Englisch	Speichel	ohne App	ja
203)	VITAGENE[203]	USA	– Herkunftsanalyse – Pharmakogenetische Untersuchung – Life-Style-Untersuchungen: „Nutrigenetics, Diet, Fitness"		Englisch	Speichel	ohne App	ja
204)	Walk In Lab[204]	–	– Erbliche Erkrankungen (Blutgerinnung)	keine Kontaktadresse	Englisch	Speichel	ohne App	nein
205)	WeGene[205]	CHN	– Herkunftsanalyse – Erbliche Erkrankungen: Alzheimer		Englisch	Speichel	ohne App	nein

[199] https://www.theranostics.co.nz/wawcs01142201/Home.html
[200] https://www.dnatestingforpaternity.com
[201] https://www.veritasgenetics.com
[202] https://www.vinome.com
[203] https://www.vitagene.com
[204] https://www.walkinlab.com
[205] https://www.wegene.com

(Fortsetzung)

Tabelle 4.2 (Fortsetzung)

	(1) Anbieter	(2) Land	(3) Produktportfolio	(4) sonstige Bemerkung	(5) Sprache der Webseite	(6) Material	(7) App für Gendaten	(8) Verkauf über Amazon
206)	White Locus[206]	CAN	– Life-Style-Untersuchungen: „Nutrition"		Englisch	Speichel	ohne App	nein
207)	Who'z the daddy?[207]	GB	– Herkunftsanalyse – Vaterschafts- und Verwandtschaftstests		Englisch	Speichel	ohne App	nein
208)	Xcode[208]	IND	– Testung auf Anlageträgerschaft (Carrier-Status) – Erbliche Erkrankungen (umfassendes medizinisches Spektrum) – Pharmakogenetische Untersuchung – Life-Style-Untersuchungen: „Traits and Personality", „Nutrition", „Fitness", „Health", „Skin"		Englisch	Speichel	ohne App	nein
209)	YooGene[209]	CHN	–		Chinesisch	–	–	nein
210)	YSEQ[210]	USA	– Herkunftsanalyse – Gesamtgenomsequenzierung (WGS)		Englisch	Speichel	ohne App	nein

[206] https://www.whitelotusclinic.ca
[207] https://www.whozthedaddy.com
[208] https://www.xcode.life
[209] https://www.yoogene.com
[210] https://www.yseq.net/index.php

Tabelle 4.3a Länderverteilung der DTC-Anbieter, tabellarisch

Land	Absolute Anzahl	Prozentualer Anteil
USA	88	41,90 %
GB	33	15,71 %
CAN	13	6,19 %
DEU	9	4,29 %
CHN	8	3,81 %
IND	5	2,38 %
AUT	5	2,38 %
CHE	4	1,90 %
AUS	3	1,43 %
IRL	3	1,43 %
VAE	3	1,43 %
ZAF	3	1,43 %
FIN	3	1,43 %
DNK	3	1,43 %
ESP	2	0,95 %
ISR	2	0,95 %
BRB	1	0,48 %
FRA	1	0,48 %
MYS	1	0,48 %
NZL	1	0,48 %
RUS	1	0,48 %
SVN	1	0,48 %
ITA	1	0,48 %
EST	1	0,48 %
–	15*	7,14 %
TOTAL	*210**￼*	*100,00 %*

Anmerkungen:
*Bei 15 Anbietern (7,14 %) wurde keine Angabe zum Land gefunden, Erklärung s. h. Abschn. 3.1.
**Der prozentuale Anteil wurde berechnet als die Anzahl der Unternehmen im Land geteilt durch die Gesamtzahl von 210 Unternehmen.

Tabelle 4.3b Länderverteilung der DTC-Anbieter, grafisch

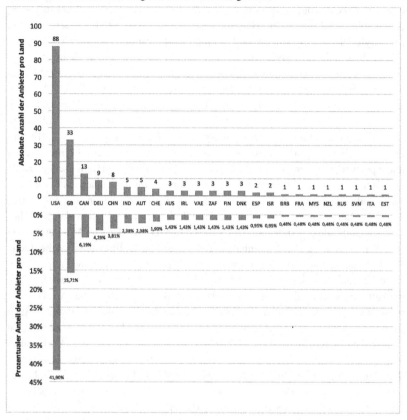

Länderverteilung und Produktportfolio: Insg. wurden 210 DTC-Firmen iden-tifiziert, die ihre Produkte in Deutschland verkaufen. Die meisten Anbieter haben ihren Standort in den USA (41,9 %), gefolgt von Großbritannien (15,71 %) (Tab. 4.3a, 4.3b). In Deutschland wurden neun DTC-Anbieter identifiziert, dies entspricht einem Anteil von 4,29 % (Tab. 4.4). Auf der Weltkarte kann der glo-bale Markt für Gentests nach geografischen Regionen in Nord- und Südamerika, Europa, den asiatisch-pazifischen Raum und Südafrika unterteilt werden (Tab. 4.5). Bei 15 Firmen (7,14 %) kann das Land nicht eindeutig identifiziert wer-den, da entweder die Webseite, das Impressum oder die Kontaktadresse nicht verfügbar ist. Eine zusammenfassende Übersicht gibt Tab. 4.6. Eine Darstellung des DTC-Produktportfolios, eingeteilt in acht verschiedene Testkategorien, geben Tab. 4.7a und 4.7b: Hieraus geht hervor, dass 59,31 % der Anbieter Life-Style-Untersuchungen verkaufen (Tab. 4.7a). Von den insg. 419 verfügbaren Erbgut-Tests sind Life-Style-Untersuchungen mit 28,88 % von allen angebotenen Produkten die am häufigsten angebotenen Gentests (Tab. 4.7b). Aus den Medien bekannte Firmen, die diese Tests anbieten, sind 23andMe und Easy DNA (Fn. 1 und 76, Tab. 4.2). Das Spektrum der Life-Style-Untersuchungen erstreckt sich von „Infidelity" (Untreue)-Tests, mit dem ein Partner des Fremdgehens überführt werden kann, bis hin zu einem umfassendem „genetischen Profiling". Testungen von Leistungssportlern sollen Aussage über ihre sportliche Eignung geben und Sportverletzungen voraussagen. Auch die Erstellung (epi)genetischer Profile zur Krebsprävention ist vertreten. Darüber hinaus werden genetische Analysen für männlichen Haarausfall, Körpergröße, Tag- oder Nachtperson sowie für musikalisches Talent und Tests auf zahlreiche Charakter-eigenschaften durchgeführt. „DNA-Child-Talent"-Angebote u. a. von Affinity-DNA oder The Makings of Me (Fn. 8 und 196, Tab. 4.2) beinhalten DNA-Tests zu Optimismus, intellektuelle Sonderbegabungen, Risikobereitschaft, Schüchternheit, Depression, Treue, Hyperaktivität und Anpassungsfähigkeit. Daneben existieren diverse Lifestyle-Tests, die auf genetischer Basis die Gedächtnisfähigkeit im Alter, die Ausdauerbereitschaft oder die Lebenserwartung vorhersagen (Fn. 196, Tab. 4.2). Auch Risikoscreenings auf Drogenabhängigkeit sind Teil der Life-Style-Kategorie. In Deutschland unterhält der DTC-Anbieter CoGAP (Fn. 36, Tab. 4.2) Kooperationen mit 1.500 lokalen Beratern und bietet auf genetischer Grundlage gewichtsreduzierende Ernährungsempfehlungen („Gen-Diät") an. FitGenes (Fn. 81, Tab. 4.2) erstellt einen umfassenden „Health and Wellbeing"-Report, der unter Berücksichtigung individueller genetischer Risiken dem Probanden aufzeigen soll, wie er seine Zukunft gesünder gestalten kann. Die Ergebnisse der Life-Style-Tests sind oft verbunden mit Empfehlungen für den Kauf weiterer Produkte: Muhdo (Fn. 151, Tab. 4.2) bietet rund um den genetischen Lifestyle-Test ein breites Portfolio mit Wellness- und Firness-Angeboten an. Bei PathwayGenomics (Fn. 175, Tab. 4.2) erhält der Kunde Empfehlungen für sein optimales Cannabis-Produkt. Weinliebhaber können bei Vinome (Fn. 202, Tab. 4.2) ihre DNA auf den individuell passenden Wein untersuchen lassen, welcher bei der Firma ebenfalls gekauft werden kann. Instant Chemistry (Fn. 138, Tab. 4.2) wirbt mit dem Slogan „Become Closer To Your Partner" und verkauft neben der genetischen Testung auf Kompatibilität mit dem Partner („Relationship Kit") Handbücher („The Love Manual") zum Thema Partnerschaft. Das britische Wohnungs-vermittlungsportal

Spareroom bietet DNA-basierte Persönlichkeitstests an („Housemate Matchmaking DNA Kit"), um geeignete Mitbewohner zu finden (Fn. 188, Tab. 4.2). Bei Nutria (Fn. 167, Tab. 4.2) wird über genetische Marker „die individuelle Nährstoff-Aufnahme" untersucht, um individuelle DNA-basierte Produkte des kooperierenden Tiefkühlkost-Anbieters Lean Cuisine zu empfehlen. Neben Life-Style-Untersuchungen sind die nächst häufigsten Erbgut-Analysen die Testung auf weit entfernte Verwandte (Herkunftsanalysen) oder online angebotene Vaterschaftstests (Tab. 4.7a). Tests auf erbliche Erkrankungen werden von 23,53 % der Anbieter verkauft. In dieser Kategorie sind DNA-Tests verfügbar, die das menschliche Erbgut auf teils schwer therapierbare Erkrankungen untersuchen, wie z. B. Krebserkrankungen (Blasen-, Brust-, Darmkrebs, Hirntumor, Leukämie), neurologische Erkrankungen (z. B. Epilepsie, Migräne, Alzheimer, Parkinson), Osteoporose, psychiatrische Krankheiten (z. B. Depression), Augenerkrankungen, Bindegewebserkrankungen, Fettstoffwechselerkrankungen, sowie Haut- und Herzerkrankungen. Die meisten Anbieter dieser Kategorie bieten ein „umfassendes medizinisches Spektrum" an – also erbliche Erkrankungen, die mehr als ein medizinisches Indikationsgebiet abdecken (Tab. 4.10). Im Rahmen von Carrier-Untersuchungen bieten 20,1 % der Anbieter die Testung von meist schweren oder tödlich verlaufenden erblichen Erkrankungen an, die bei Nachkommen zum Ausbruch kommen können. DNA-basierte pharmakogenetische Analysen werden von 17,65 % der Gentestfirmen angeboten und Untersuchungen des gesamten menschlichen Genoms (WGS) bzw. der gesamten 25.000 Gene eines Menschen (WES) sind bei 8,33 % bzw. 4,90 % der Anbieter erhältlich (Tab. 4.7a). Über die Hälfte (52,94 %) aller DTC-Unternehmen bieten Tests in mehr als nur einer Testkategorie an (Tab. 4.8). Bspw. werden Herkunftsanalysen von 86 Unternehmen (42,16 %) angeboten, davon bieten 83,72 % noch weitere Testkategorien an (Tab. 4.9). Bekannte Beispiele sind: 23andMe, AncestryDNA und Easy DNA (Fn. 1, 14, 76, Tab. 4.2). Testkategorien mit gesundheitsbezogenen Fragestellungen (Abschn. 2.2) machen mit 65,16 % den größten Anteil an allen Gentests aus (Tab. 4.10 und Tab. 4.11).

Tabelle 4.4 Anteil deutscher und ausländischer DTC-Anbieter

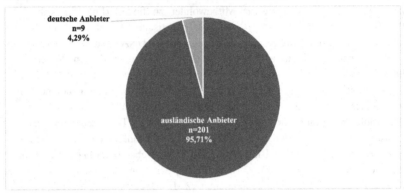

Tabelle 4.5 Weltweite Verteilung der DTC-Anbieter

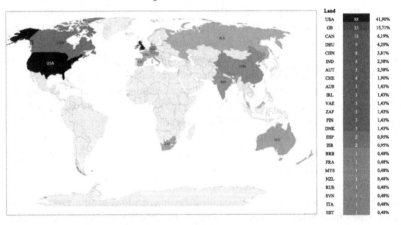

Land		
USA	88	41,90%
GB	33	15,71%
CAN	13	6,19%
DEU	9	4,29%
CHN	8	3,81%
IND	5	2,38%
AUT	5	2,38%
CHE	4	1,90%
AUS	3	1,43%
IRL	3	1,43%
VAE	3	1,43%
ZAF	3	1,43%
FIN	3	1,43%
DNK	3	1,43%
ESP	2	0,95%
ISR	2	0,95%
BRB	1	0,48%
FRA	1	0,48%
MYS	1	0,48%
NZL	1	0,48%
RUS	1	0,48%
SVN	1	0,48%
ITA	1	0,48%
EST	1	0,48%

Tabelle 4.6 Sonstige Bemerkungen zu DTC-Anbietern

sonstige Bemerkungen	Anzahl n = 210	Prozentualer Anteil
kein Impressum/keine Kontaktadresse	12	5,71 %
Webseite nicht erreichbar: "Fehlermeldung"	2	0,95 %
Webseite mit Hinweis: „not accepting new clients"	1	0,48 %

Tabelle 4.7a DTC-Anbieter und ihr Angebotsspektrum

Anzahl der Anbieter, die die jeweilige Testkategorie anbieten	prozentualer Anteil der Anbieter*	angebotene Testkategorien
121	59,31 %	Life-Style-Untersuchungen
86	42,16 %	Herkunftsanalyse
60	29,41 %	Vaterschafts- und Verwandtschaftstests
48	23,53 %	Erbliche Erkrankungen
41	20,10 %	Testung auf Anlageträgerschaft (Carrier-Status)
36	17,65 %	Pharmakogenetische Untersuchung
17	8,33 %	Gesamtgenomsequenzierung (WGS)
10	4,90 %	Exomsequenzierung (WES)
**	**	

Anmerkungen:
*Insgesamt gibt es n = 210 Anbieter – nur zu 204 Anbietern ist die Info der Testkategorie bekannt.
**Die meisten Anbieter verkaufen Tests in mehr als einer Testkategorie.

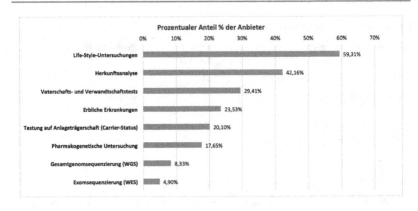

Tabelle 4.7b Verteilung der verschiedenen Testkategorien

Testkategorien	absolute Anzahl der insgesamt verfügbaren Tests	prozentualer Anteil % der Testkategorien
Life-Style-Untersuchungen	121	28,88 %
Herkunftsanalyse	86	20,53 %
Vaterschafts- und Verwandtschaftstests	60	14,32 %
Erbliche Erkrankungen	48	11,46 %
Testung auf Anlageträgerschaft (Carrier-Status)	41	9,79 %
Pharmakogenetische Untersuchungen	36	8,59 %
Gesamtgenomsequenzierung (WGS)	17	4,06 %
Exomsequenzierung (WES)	10	2,39 %
	419*	**100 %**

*Anmerkung: Insgesamt gibt es n = 419 verschiedene Gentests.

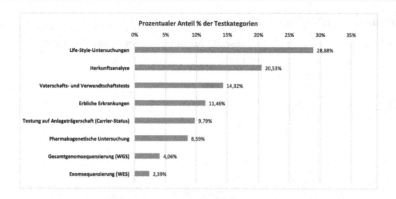

Tabelle 4.8 Einteilung in eine oder mehr Testkategorien

Anbieter	absolute Anzahl n*	prozentualer Anteil %
Anbieter, die nur einen Test anbieten	96	47.06 %
Anbieter, die mehr als einen Test anbieten	108	52.94 %
	204	**100 %**

*Anmerkung: Insgesamt gibt es n = 210 Anbieter – nur zu 204 Anbietern ist die Info der Testkategorie bekannt.

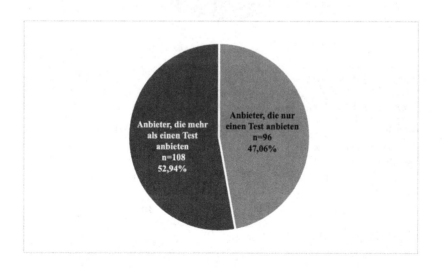

Tabelle 4.9 DTC-Anbieter mit Herkunftsanalysen

Anbieter	absolute Anzahl n	prozentualer Anteil %
Anbieter, die nur Herkunftsanalysen anbieten	14	16,28 %
Anbieter, die mehr als nur Herkunftsanalysen anbieten	72	83,72 %
	86	**100 %**

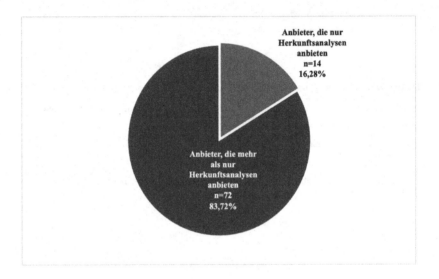

Tabelle 4.10 DTC-Anbieter mit Testungen zu erblichen Erkrankungen

Anbieter	absolute Anzahl n	prozentualer Anteil %
Anbieter mit nur einem Indikationsgebiet	12	25,00 %
Anbieter mit mehr als einem Indikationsgebiet	36	75,00 %
	48	**100 %**

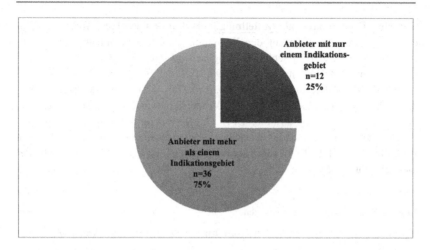

Tabelle 4.11   Einteilung in gesundheitsbezogene Gentests

Einteilung der Testkategorien in	absolute Anzahl n	prozentualer Anteil %
Gesundheitsbezogene Gentests	273	65,16 %
Nicht-Gesundheitsbezogene Gentests	146	34,84 %
	419	**100 %**

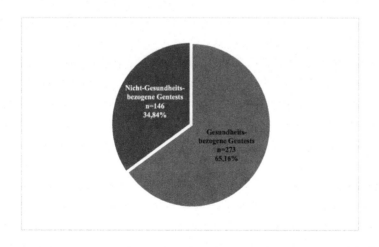

Sprache, Probenmaterial, Bestellmöglichkeit und Gen-App: Tab. 4.12 gibt einen Überblick über die auf den Webseiten verwendeten Sprachen: 82,86 % der Firmen verwenden ausschließlich Englisch auf ihrer Webseite. Als Ausgangsmaterial für die DNA-Analyse nutzen 99,51 % der Firmen Speichel – nur der Anbieter Natural Health Ministries (Fn. 160, Tab. 4.2) verwendet Haare (Tab. 4.13). 2,93 % der Anbieter bieten zum Visualisieren und Teilen der analysierten Gensequenzen eine App an (Tab. 4.14). Die Bestellung der Gentests erfolgt bei 94,61 % der Anbieter über den Webshop der Internetseite und bei 5,39 % über ein Bestellformular (Tab. 4.15). Ein Kauf über Amazon ist bei 18,57 % der Anbieter möglich (Tab. 4.16).

Tabelle 4.12 Sprachen der Webseiten

Sprache	absolute Anzahl n	prozentualer Anteil %
Englisch	174	82,86 %
Englisch&Deutsch	22	10,48 %
Deutsch	9	4,29 %
Chinesisch	2	0,95 %
–	2*	0,95 %
Finnisch	1	0,48 %
	210	100 %

*Anmerkung: Die Webseite von 2 Anbietern ist nicht erreichbar, vgl Tab. 4.6.

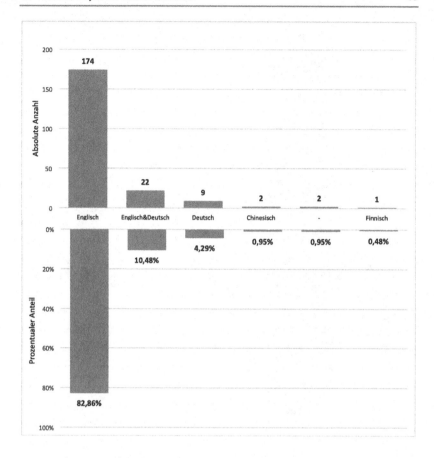

Tabelle 4.13 Material für den Gentest

Material	absolute Anzahl n*	prozentualer Anteil %
Speichel	204	99,51 %
Haare	1	0,49 %
	205	**100 %**

*Anmerkung: Insgesamt gibt es n = 210 Anbieter – nur zu 205 Anbietern ist die Info des Testmaterials bekannt.

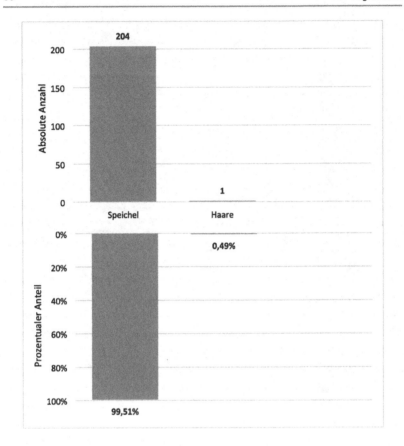

Tabelle 4.14 Verwendung einer Gen-App

Verwendung einer Gen-App	absolute Anzahl n*	prozentualer Anteil %
ja	6	2,93 %
nein	199	97,07 %
	205	**100 %**

*Anmerkung: Insgesamt gibt es n = 210 Anbieter – nur zu 205 Anbietern ist die Info zur Verwendung einer Gen-App bekannt.

Tabelle 4.15 Verkauf über Bestellformular oder Webshop

Verkauf	absolute Anzahl n*	prozentualer Anteil %
über Webshop	193	94,61 %
über Bestellformular	11	5,39 %
	204	**100 %**

*Anmerkung: Insgesamt gibt es n = 210 Anbieter – nur zu 204 Anbietern ist die Info zum Verkauf über Bestellformular oder Webshop bekannt.

Tabelle 4.16 Verkauf über Amazon

Verkauf über Amazon	absolute Anzahl n*	prozentualer Anteil %
ja	39	18,57 %
nein	171	81,43 %
	210	**100 %**

*Anmerkung: Insgesamt gibt es n = 210 Anbieter – von allen 210 Anbietern ist die Info zum Verkauf über Amazon bekannt.

Weitere Spezifikationen der Anbieter: Die folgenden Ergebnisse sind in Tab. 4.17a und 4.17b grafisch dargestellt. Die Frage zur Aufklärung der Nutzer über die Anzahl der Gene und zum Umfang der Sequenzierung (Teil- oder Komplettsequenzierung) gibt folgendes Bild: 78,92 % der Firmen geben keine Information zu der Anzahl der Gene, die bei der genetischen Testung analysiert werden. Der größte Teil der Anbieter (84,31 %) gibt zudem keine Auskunft zum Umfang der Sequenzierung. Von 8,82 % der Anbieter werden die Gene bruchstückhaft untersucht (Teilsequenzierung) und nur 6,86 % der Anbieter analysieren alle Bereiche der Gene vollständig (Komplettsequenzierung). Eine ärztliche genetische Beratung wird in 91,18 % der Fälle nicht angeboten, Beispiele sind u. a. The Making of Me (Fn. 131, Tab. 4.2) und Dr. Seibt Genomics (Fn. 165, Tab. 4.2). In 8,33 % der Fälle ist gegen Aufpreis eine genetische Beratung durch einen Arzt möglich. Der Kontakt erfolgt dann ausschließlich über E-Mail, ein Telefonat oder einen Live-Chat. Knapp mehr als die Hälfte der Anbieter (56,86 %) ist nicht akkreditiert, was bedeutet, dass die technische Qualität des Labors nicht überprüft wird. 32,35 % der Firmen weisen auf ihrer Webseite auf Forschungsaktivitäten mit den DNA-Proben und Gendaten der Kunden hin, diese werden jedoch nicht näher konkretisiert.

Tabelle 4.17a Weitere Spezifikationen der DTC-Anbieter, tabellarisch

DTC-Anbieter Weltweit (n = 204*)

Aufklärung über Anzahl der getesteten Gene	Anzahl	%
ja	43	21,08 %
nein	161	78,92 %
Aufklärung über Umfang der Sequenzierung	**Anzahl**	**%**
Komplettseq.	14	6,86 %
Teilseq.	18	8,82 %
keine Angabe	172	84,31 %
Angebot Genetische Beratung	**Anzahl**	**%**
ja	17	8,33 %
nein	186	91,18 %
keine Angabe	1	0,49 %
Akkreditierung	**Anzahl**	**%**
ja	87	42,65 %
nein	116	56,86 %
keine Angabe	1	0,49 %
Forschung	**Anzahl**	**%**
ja	66	32,35 %
nein	137	67,16 %
keine Angabe	1	0,49 %

*Anmerkung: Hier sind die Ergebnisse der Analyseinhalte von Tab. 3.3b aller DTC-Anbieter abgebildet.
Insgesamt gibt es n = 210 Anbieter – nur zu 204 Anbietern ist die jeweilige Info bekannt.

Deutsche Anbieter: Tab. 4.18 gibt eine Übersicht über die neun deutschen DTC-Anbieter, die auf dem weltweiten Markt aktiv sind. Das Produktportfolio der deutschen Anbieter ist in Tab. 4.19 dargestellt. Es zeigt sich, dass Life-Style-Tests am häufigsten (88,89 %) angeboten werden, gefolgt von Untersuchungen zu erblichen Erkrankungen und pharmakogenetischen Analysen. WES oder WGS sind bei je einem deutschen Anbieter verfügbar. Alle deutschen DTC-Anbieter nutzen Speichel als Ausgangsmaterial für die genetischen Analysen. Einzig der Anbieter Bio.logis (Fn. 50, Tab. 4.2) bietet eine Gen-App zum Tauschen und Visualisieren der Gendaten an, ein Kauf der Gentests über Amazon ist bei keiner deutschen Firma möglich (Tab. 4.20). Die meisten deutschen Anbieter (88,89 %)

Tabelle 4.17b   Weitere Spezifikationen der DTC-Anbieter, grafisch

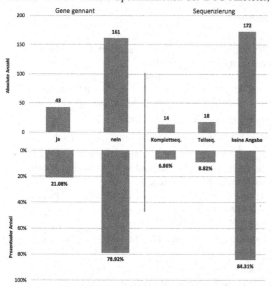

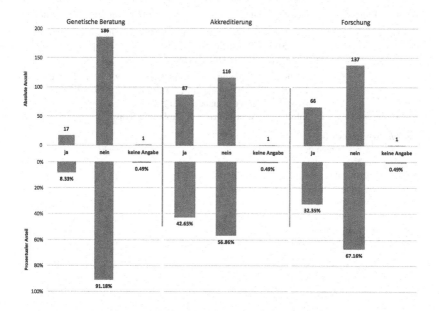

Tabelle 4.18 Übersicht über deutsche DTC-Anbieter

Anbieter	Produktportfolio

Bio.logis[1]	– Testung auf Anlageträgerschaft (Carrier-Status)
	– Erbliche Erkrankungen (umfassendes medizinisches Spektrum
	– Pharmakogenetische Untersuchung
	– Life-Style-Untersuchungen: „Koffeinstoffwechsel",
	  „individueller Bedarf an Antioxidanzien", „Faktoren zur
	  sportlichen Leistungsfähigkeit", „Muskelfasertyp"

Cerrascreen[2]	– Life-Style-Untersuchungen: „Genetic Age Test"
CoGAP[3]	– Life-Style-Untersuchungen: „DNA Ernährungsempfehlungen"
Dr. Seibt Genomics[4]	– Testung auf Anlageträgerschaft (Carrier-Status) – Erbliche Erkrankungen (umfassendes medizinisches Spektrum) – Pharmakogenetische Untersuchung – Life-Style-Untersuchungen: „Diät", „Ernährung", „Sport" – Exomsequenzierung (WES) – Gesamtgenomsequenzierung (WGS)
GeneticBalance[5]	– Life-Style-Untersuchungen: „Genetic Balance", „Genetic Balance Sport"
Genovia[6]	– Testung auf Anlageträgerschaft (Carrier-Status) – Vaterschafts- und Verwandtschaftstests – Erbliche Erkrankungen (umfassendes medizinisches Spektrum) – Pharmakogenetische Untersuchung
Heath & Fitness[7]	– Life-Style-Untersuchungen: „DNA Ernährungsempfehlungen"
HumanSense[8]	– Erbliche Erkrankungen (umfassendes medizinisches Spektrum – Life-Style-Untersuchungen: „Test auf Diät- & Sporttyp" Pharmakogenetische Untersuchung

Progenom[9]	– Erbliche Erkrankungen (umfassendes medizinisches Spektrum)
	– Life-Style-Untersuchungen: „Nutrition/Weight/Toxo/Biological
	  Age/Burnout/Performance/Allergy/Food
	  Intolerance/Micronutrient Microbiome Sensor"

[1] https://www.pgsbox.de
[2] https://www.cerascreen.de
[3] https://www.cogap.de/de
[4] https://www.dr-seibt-genomics.com
[5] https://www.genetic-balance.com
[6] https://genovia-shop.de
[7] https://www.brigittejaeger.de/specials/gentest/
[8] https://www.humasense.de
[9] https://www.progenom.com

Tabelle 4.19 Deutsche DTC-Anbieter und ihr Angebotsspektrum

Deutsche Anbieter	absolute Anzahl n*	prozentualer Anteil %
Life-Style-Untersuchungen	8	88,89 %
Erbliche Erkrankungen	5	55,56 %
Pharmakogenetische Untersuchungen	4	44,44 %
Testung auf Anlageträgerschaft (Carrier-Status)	3	33,33 %
Gesamtgenomsequenzierung (WGS)	1	11,11 %
Exomsequenzierung (WES)	1	11,11 %
	**	**

Anmerkungen:
*Insgesamt gibt es n = 9 deutsche Anbieter – zu allen neun Anbietern ist die Info der Testkategorie bekannt.
**Die meisten Anbieter verkaufen Tests in mehr als einer Testkategorie.

klären nicht über die Anzahl der getesteten Gene auf und geben keine Auskunft zum Sequenzierumfang (Tab. 4.21a, 4.21b). Eine ärztliche Aufklärung oder genetische Beratung wird meist nicht angeboten und 44,44 % der deutschen Firmen, die ihre Produkte über das Internet verkaufen, weisen keine Akkreditierung auf. Nur Genovia weist auf Forschungen an den Sequenzdaten der Nutzer hin (Fn. 116, Tab. 4.2).

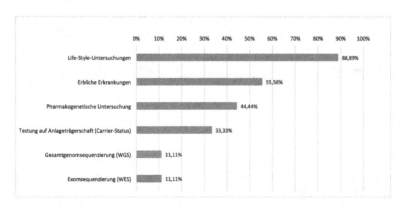

Tabelle 4.20 Deutsche DTC-Anbieter: Amazon, Probenmaterial und Gen-App

Speichel als Probenmaterial	absolute Anzahl n*	prozentualer Anteil %
Ja	9	100,00 %
nein	0	0,0 %
Gen-App	**absolute Anzahl n***	**prozentualer Anteil %**
ja	1	11,11 %
nein	8	88,89 %
Verkauf über Amazon	**absolute Anzahl n***	**prozentualer Anteil %**
ja	0	0,00 %
nein	9	100,00 %

*Anmerkung: Insgesamt gibt es n = 9 deutsche Anbieter – zu allen neun Anbietern ist die jeweilige Info bekannt.

Tabelle 4.21a Weitere Spezifikationen deutscher DTC-Anbieter, tabellarisch

Deutsche Anbieter (n = 9*)

Aufklärung über Anzahl der getesteten Gene	Anzahl	%
Ja	1	11,11 %
Nein	8	88,89 %
Aufklärung über Umfang der Sequenzierung	**Anzahl**	**%**
Komplettseq.	0	0,00 %
Teilseq.	1	11,11 %
keine Angabe	8	88,89 %
Angebot Genetische Beratung	**Anzahl**	**%**
Ja	2	22,22 %
Nein	7	77,78 %
Akkreditierung	**Anzahl**	**%**
ja	5	55,56 %
nein	4	44,44 %
Forschung	**Anzahl**	**%**
ja	1	11,11 %
nein	8	88,89 %

*Anmerkung: Hier sind die Ergebnisse der Analyseinhalte von Tab. 3.3b für deutsche DTC-Anbieter abgebildet.
Insgesamt gibt es n = 9 Anbieter – zu allen neun Anbietern ist die jeweilige Info bekannt.

Tabelle 4.21b Weitere Spezifikationen deutscher DTC-Anbieter, grafisch

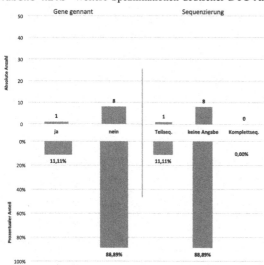

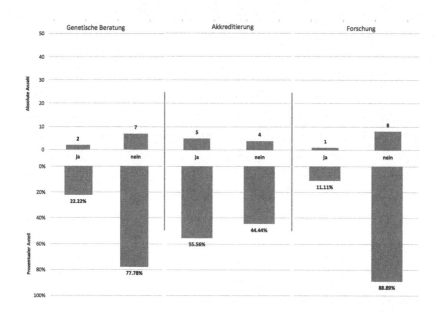

Diskussion

5

Im Folgenden werden die Ergebnisse der Marktanalyse einer kritischen Betrachtung unterzogen und die Gesetzeslage von Online-Gentests nach deutschem Recht dargestellt. Darauf aufbauend werden die Chancen und Risiken erörtert, die sich durch den Kauf von Online-Gentests vor dem Hintergrund der aktuellen Gesetzeslage ergeben können. Dies eröffnet sowohl die ethische Diskussion um Online-Gentests als auch die Frage nach Lösungsansätzen.

5.1 Kritische Analyse der Studienergebnisse

Die Marktanalyse zeigt, dass derzeit 419 verschiedene Gentests auf dem weltweiten Markt verfügbar sind und in acht verschiedene Produktkategorien eingeteilt werden können. Die 210 identifizierten Anbieter zeichnen sich durch eine Vielzahl von verschiedenen Aspekten aus, wie bspw. Ursprungsland, Produktportfolio, Sprache der Webseite, Verkauf über Amazon, Informationen zur Akkreditierung des Labors sowie Aufklärung und genetische Beratung durch einen Arzt oder Facharzt für Humangenetik. Die USA sind führend auf dem globalen Markt für Online-Gentests (Tab. 4.6). Die Analyse erfolgt an Speichel bzw. Haaren, was eine einfache Probenentnahme ohne ärztlichen Kontakt ermöglicht, die **bequem von zu Hause** aus durchgeführt werden kann. Auch ein Kauf über das bekannte Online-Verkaufsportal Amazon erleichtert den Zugang zu den Gentests und ermöglicht einen raschen Bestellvorgang. Durch die Bereitstellung oder den Verkauf einer Gen-App erhöht der Anbieter das **soziale Netzwerken** und die Gruppenzugehörigkeit, was ein bedeutender Aspekt der DTC-Branche ist. Während sich bisher die Online-Gentests auf Herkunftsanalysen zur Bestimmung ferner verwandtschaftlicher Verhältnisse konzentrierten

(Research and Markets, 2019b), zeigt die vorliegende Marktanalyse, dass auf dem aktuellen Markt gesundheitsbezogene Online-Gentests am häufigsten vertreten sind – darunter machen Life-Style-Analysen aktuell den größten Anteil des gesamten Produktportfolios aus (Tab. 4.8a, 4.8b und 4.12). Anbieter dieser Kategorie machen Vorhersagen zum Idealgewicht, Muskelaufbau, zu bestimmten Charaktereigenschaften und der Lebenserwartung. Da Unternehmen, die DNA-basierte Life-Style-Tests anbieten, oft noch weitere Produkte verkaufen, haben sie oft mehr Gemeinsamkeiten mit Fitness- und Wellnessstudios als mit medizinischen Dienstleitungsunternehmen. Die Marktanalyse zeigt deutlich, dass sich die meisten Unternehmen nicht nur auf eine einzige Erbgut-Analyse konzentrieren, sondern ihr Produktportfolio auf mehr als nur eine Test-Kategorie ausweiten (Tab. 4.9). Dadurch erlangen die Unternehmen eine zunehmende Reichweite und werden immer interessanter für die Kunden, da sie immer mehr Lebensbereiche mit genetischen Testungen abdecken (Phillips, 2016). Während Life-Style-Tests keine eindeutig naturwissenschaftlich gesicherten Zusammenhänge zwischen Genotyp und gesundheitlichen Störungen untersuchen (Tab. 2.1), können mit Gentests aus den Produktkategorien „Erbliche Erkrankungen", „WES und WGS" sowie „Anlageträgerschaften für erbliche Erkrankungen" genetische Veränderungen aufgedeckt werden, die zu schweren gesundheitlichen Beeinträchtigungen führen (Deutscher Ethikrat, 2014b; Roberts & Ostergren, 2013). Auch Testergebnisse also, die von erheblicher Bedeutung für die Gesundheit sind (z. B. erbliche Krebserkrankungen, neurodegenerative Erkrankungen) werden dem Nutzer eines Gentests **ohne Arzt** mitgeteilt, obwohl die Beeinträchtigung evtl. nur mithilfe ärztlicher Maßnahmen verhindert oder behandelt werden kann. Wie die vorliegende Marktanalyse zeigt, wird dem Kunden meist weder der Umfang der genetischen Diagnostik klar kommuniziert noch erfolgt eine Aufklärung über Anzahl der getesteten Gene oder den Umfang der Sequenzierung. Auch deren Bedeutung für die Interpretation der genetischen Befunde bleibt in den meisten Fällen intransparent. Auch die Auswahl der Gene erfolgt meist ohne Arzt und die Gentestfirmen beschränken sich auf schriftliche oder internet-basierte Informationen zu den Gentests. Da die meisten Anbieter Englisch als Sprache der Webseite nutzen, stellt sich die Frage, ob die komplexen genetischen Sachverhalte für die meisten deutschen Nutzer verständlich sind. Nur knapp die Hälfte der Anbieter ist akkreditiert, was an der technischen Qualität Zweifel aufkommen lässt, da keine unabhängige Stelle die Qualität des Labors überprüft. Selbst wenn die quantitative Evaluierung nichts über die Güte der Leistung aussagt, zeigen sich bei den Online-Anbietern bzgl. der Aufklärung der Nutzer und der technischen Sicherheit der genetischen Analyse klare Defizite. Die Marktanalyse bestätigt auf Grundlage der geprüften Elemente eine unzureichende Qualität und mangelnde Informationsvermittlung an den Kunden. Wie dies im Einzelnen hinsichtlich des GenDG zu werten ist, wird in Abschn. 5.2 dargestellt. Die Vorteile einer Online-Testung sowie die Nachteile, die dem Nutzer durch die DTC-Tests und die identifizierten Mängel entstehen können, werden in Abschn. 5.3 näher beleuchtet.

5.2 Rechtslage der Online-Gentests hinsichtlich des GenDG

Dieses Kapitel widmet sich der rechtlichen Bewertung der online-basierten Erbgut-Analysen, welche insbesondere im Hinblick auf das GenDG dargestellt wird. Dies erleichtert und konkretisiert die nachfolgende Erörterung der Chancen und Risiken und die ethische Betrachtung des Themas. Es soll die Frage bearbeitet werden, ob die über das Internet angebotenen Testkategorien gegen das GenDG verstoßen (Abschn. 5.2.1) und welche dieser Tests in den Anwendungsbereich des Gesetzes fallen (Abschn. 5.2.2). Da beim Verkauf von DTC-Tests über das Internet nationale Grenzen überschritten werden, ergibt sich zudem die Frage, ob die innerstaatliche Rechtsordnung von ausländischen Gentestfirmen beachtet werden muss – dieser Sachverhalt findet im letzten Teil dieses Kapitels Beachtung.

5.2.1 Prüfung der Zulässigkeit

Dieser Abschnitt greift die eingangs erwähnte **These des Deutschen Ethikrates** zu der Zulässigkeit von Online-Gentests zu medizinischen Zwecken auf und analysiert sie hinsichtlich ihrer rechtlichen Gültigkeit. Im Folgenden wird untersucht, ob Gentests, die dem Anwendungsbereich des GenDG unterliegen, gegen das Gesetz verstoßen, wenn diese über das Internet angeboten werden. Es wird eine Übersicht gegeben, welche Sachverhalte mit den gesetzlichen Bestimmungen des GenDG kollidieren. Aus Gründen der Didaktik wird die Prüfung des Anwendungsbereiches und die Bedeutung des medizinischen Zwecks einer genetischen Analyse zurückgestellt und erst in Abschn. 5.2.2 bearbeitet.

Die Marktanalyse zeigt, dass die Online-Anbieter eine umfangreiche Palette verschiedener Testkategorien anbieten. Beim Kauf eines Online-Gentests wählt der Nutzer aus einer der angebotenen Produktpaletten (Tab. 4.1) seine gewünschte genetische Untersuchung aus und kann über einen Onlineshop, ein Bestellformular oder über Amazon seinen Kauf tätigen. Anschließend erhält der Kunde ein

Test-Röhrchen für die genetische Speichel- oder Haar-Probe, die er selbst entnehmen kann. Nach wenigen Wochen erhält der Kunde über die Webseite des Anbieters seine genetischen Testergebnisse. Der Bestellvorgang sieht bei den in der Marktanalyse dargestellten Online-Anbietern in 91,18 % der Fälle keinen ärztlichen Kontakt für die Auswahl und Interpretation der Gene vor (Tab. 4.18a, 4.18b). Auch eine Akkreditierung, wodurch die Technik im Labor überprüft sowie die Korrektheit der genetischen Testresultate sichergestellt wird, weisen die meisten Anbieter nicht auf (Tab. 4.18a, 4.18b). Inwieweit dieses Vorgehen mit den Bestimmungen des GenDG vereinbar ist, soll im Folgenden in der Reihenfolge ihrer Erwähnung im Gesetz einer näheren Untersuchung unterzogen werden.

1) Labore, die genetische Analysen zur Klärung der Abstammung anbieten, benötigen gemäß § 5 GenDG explizit eine **Akkreditierung**. Für genetische Untersuchungen zu medizinischen Zwecken verlangt das Gesetz die Einhaltung des allgemeinen Standards der Wissenschaft (§ 5 Abs. 1 S. 2 Nr. 1–4). Somit wird die technische und personelle Voraussetzung für einen Gentest geprüft und ein einheitlicher Standard sichergestellt (GEKO, 2012). Laut vorliegender Marktanalyse weisen die meisten Anbieter keine Akkreditierung auf. Anbieter von genetischen Analysen im Anwendungsbereich des GenDG ohne eine gesetzeskonforme Akkreditierung sind nicht mit dem Gesetz vereinbar.

2) Neben der Akkreditierung verlangt das Gesetz zu allen genetischen Testungen, die einen medizinischen Zweck verfolgen, einen verantwortlichen Arzt (Prütting, 2014, § 7 GenDG Rn. 17 f.) und bestimmt einen umfassenden **Arztvorbehalt** (BT-Drucks. 16/10532, S. 16, 25). Durch den Arztvorbehalt soll sichergestellt werden, dass genetische Untersuchungen nur durch Ärzte mit entsprechender Qualifikation oder Fachärzte für Humangenetik erfolgen und dass die Untersuchung einschließlich Aufklärung, Einwilligung und genetischer Beratung kompetent durchgeführt wird (Taupitz, 2013; Zang, 2015). Laut Gesetzesbegründung dient dies dem Schutz der Betroffenen. Die Personen sollen eine fachmännische Interpretation des Befundes erhalten, um statistische Wahrscheinlichkeiten einer erblichen Erkrankung präzise verstehen zu können (BT-Drucks. 16/10532, S. 26). Aus dem Wortlaut des Gesetzes und der Gesetzeskommentierung kann abgeleitet werden, dass Anbieter, die keinen Arzt in den Untersuchungsvorgang involvieren, gegen den in § 7 GenDG normierten Arztvorbehalt sowie weitere Normen verstoßen, die eine Arztbeteiligung festschreiben (s. u.).

3) Im Weiteren soll die **Probenentnahme** bei der Online-Bestellung eines Gentests einer näheren Prüfung unterzogen werden. Die Probe wird bei Online-Gentests vom Kunden selbst entnommen. Im GenDG findet sich keine ausdrückliche Stellungahme zum gesetzeskonformen Vorgehen der Probenentnahme, der Wortlaut des Gesetzes gibt somit keine expliziten Bestimmungen vor (Genenger,

2011; Kern, 2012, § 3 GenDG Rn. 7). Da auch im Regelungsbereich des GenDG die Normierungen des Behandlungsvertrages im BGB (§§ 630a ff. BGB) gelten (Prütting, 2014, § 630 BGB Rn. 25), müssen bei über das GenDG hinausgehenden Fragen die Grundsätze des BGB beachtet werden. Doch auch im BGB findet die Probenentnahme keine ausdrückliche Erwähnung. Obwohl vom Gesetzgeber ein „umfassender Arztvorbehalt" intendiert wird (BT-Drucks. 16/10532, S. 16), sieht das Gesetz offenbar keine besondere fachliche Expertise bei der Probenentnahme vor. Experten sehen darin einen inhaltlichen Einschnitt im GenDG, da der „umfassende Arztvorbehalt" auf diese Weise nicht umgesetzt ist (Genenger, 2011). Die Richtlinie der GEKO besagt jedoch, dass auch eine „andere sachkundige und im Verfahren neutrale Person mit der Entnahme der genetischen Probe" vom verantwortlichen Arzt zur Probenentnahme beauftragt werden kann (GEKO, 2013, S. 170). Jedoch muss ausgeschlossen werden, „dass die Probenentnahme und Identitätsfeststellung durch die zu untersuchende Person selbst oder eine ihr nahestehende Person durchgeführt wird" (GEKO, 2013, S. 171). Somit ist festzustellen, dass zwar die Entnahme der Probe nicht dem Arztvorbehalt unterliegt, jedoch die Identität der Probe sichergestellt sein muss (Genenger, 2011; Schillhorn, 2017, § 7 GenDG Rn. 3; Taupitz, 2013). Selbst wenn aber eine genetische Probe nicht zwingend von einem Arzt entnommen werden muss, erschwert der anonyme Bestellvorgang bei Online-Gentests die gesetzeskonforme Umsetzung der Identitätssicherstellung der Probe. Die Tatsache, dass bei einer Online-Bestellung keine unabhängige Person die Identität der Probe sicherstellt, kollidiert mit den gesetzlichen Bestimmungen des GenDG.

4) Obwohl die bei den meisten Anbietern vorgenommene Speichelprobe kein invasiver körperlichen Eingriff ist, betrifft die damit durchgeführte genetische Analyse das allgemeine Persönlichkeitsrecht. Somit sind für eine gesetzeskonforme Ausführung eine **Aufklärung und Einwilligung** i.S.v. §§ 8 und 9 GenDG erforderlich (Prütting, 2014, § 8 GenDG Rn. 3). Die genetische Testung ist als medizinischer Informationseingriff zu verstehen. Anders als bei herkömmlichen medizinischen Eingriffen steht in diesem Fall nicht der körperliche Eingriff im Mittelpunkt, sondern der Eingriff in die Persönlichkeitsrechte (Tab. 2.2). Denn auch die mit der Speichelprobe einhergehende genetische Untersuchung und die damit einhergehenden Erkenntnisse betreffen das informationelle Selbstbestimmungsrecht des Käufers (Schillhorn, 2017, § 9 GenDG Rn. 6). Die informierte Einwilligung ist bei medizinischen Maßnahmen generell Voraussetzung für die Gesetzeskonformität des Eingriffs (§ 630a ff. BGB) und ist durch das GenDG auch für die Vornahme einer genetischen Untersuchung zu medizinischen Zwecken als Zulässigkeitsvoraussetzung festgeschrieben (Prütting, 2014, § 8 GenDG

Rn. 10). Die Einwilligung gemäß GenDG muss gegenüber der „ärztlich verantwortlichen Person ausdrücklich und schriftlich" erfolgen (§ 8 Abs. 1 S. 1 GenDG). Der verantwortliche Arzt hat sich bei der **Einwilligung** persönlich davon zu überzeugen, dass der Betroffene die Erklärungen verstanden hat und sich über „Wesen, Bedeutung und Tragweite" seiner Entscheidung im Klaren ist (§§ 8, 9 GenDG). Die so eingeholte informierte Einwilligung (*informed consent*) ist notwendig für alle diagnostischen und prädiktiven genetischen Untersuchungen zu medizinischen Zwecken (Prütting, 2014, § 8 GenDG Rn. 13). Bezugnehmend auf die aktuelle Literatur ist anzunehmen, dass Online-Anbieter von ihren Kunden eine schriftliche Einwilligung in die genetische Analyse fordern, die beim Kauf im Rahmen der AGB vom Käufer unterzeichnet wird (Koeller et al., 2017; Middleton & Howard, 2017; Rafiq & Boccia, 2015; Weichert, 2018). In dem anonymen Bestellvorgang der online-basierten Tests erscheint es jedoch schwierig festzustellen, wer die genetische Untersuchung zu medizinischen Zwecken i.S.v. § 3 Nr. 5 GenDG „vornimmt" und somit die verantwortliche ärztliche Person ist (BT-Drucks. 16/10532, S. 26; Prütting, 2014, § 8 GenDG Rn. 13). Was das Gesetz mit „vornehmen" meint, ist nicht näher ausgeführt (Kern, 2012, § 3 GenDG Rn. 28; Schillhorn, 2017, § 3 GenDG Rn. 27). Versteht man denjenigen Arzt als die verantwortliche ärztliche Person, welche die genetische Untersuchung einleitet (also „vornimmt"), ist es nahezu unmöglich, eine solche bei einem kommerziellen Erbgut-Test auszumachen, da die Analyse in erster Linie durch den Kunden selbst und nicht durch einen Arzt initiiert wird (Kern, 2012, § 3 GenDG Rn. 28; Schillhorn, 2017, § 8 GenDG Rn. 6). Unter Annahme dieser Gesetzesinterpretation würde die gesetzeskonforme Einwilligung bei Online-Gentests schon an dieser Hürde scheitern. Mit Verweis auf den Wortlaut in § 3 Nr. 5 GenDG könnte aber auch derjenige der verantwortliche Arzt i.S.d. Gesetzes sein, der die Analyse im wörtlichen Sinne des Wortes „vornehmen" durchführt. Denn das Gesetz differenziert nicht, ob die verantwortliche ärztliche Person vom Nutzer persönlich kontaktiert werden muss oder auch via Internet bzw. Schriftverkehr beauftragt werden kann (Reuter & Winkler, 2014). In diesem Falle wäre der Arzt, der am Material des Kunden die Analyse bzw. die Interpretation der Testresultate „vornimmt", die i.S.d. Gesetzes verantwortliche ärztliche Person. Wie dieser Sachverhalt im Einzelnen zu werten ist, wird mglw. erst die zukünftige Rechtsprechung zeigen. Aber: Selbst wenn es bei Gentestfirmen einen verantwortlichen Arzt gäbe, kann dieser bei online-basierten Erbgut-Analysen weder prüfen, ob die Person einwilligungsfähig ist noch ob die Einwilligung von der Person kommt, von der das Probenmaterial eingesandt wurde bzw. ob der Nutzer die Tragweite der Genanalyse verstanden hat. Somit liegt auch in diesem Falle keine gesetzeskonforme Einwilligung vor (Schillhorn, 2017, § 8 GenDG Rn. 6). Fehlt es an einer ordnungsgemäßen Einwilligung, eröffnet dies den Anwendungsbereich von § 25 Abs. 1 Nr. 1 GenDG, welcher unter die gesetzeswidrige Vornahme einer genetischen Untersuchung eine Freiheitsstrafe von bis zu einem Jahr stellt. Da die genetische Untersuchung zu medizinischen Zwecken oder zur Klärung der Abstammung in der Regel gegen Bezahlung erfolgt, ist zugleich der Tatbestand nach Abs. 2 erfüllt, der eine Freiheitsstrafe von bis zu zwei Jahren vorsieht. Darüber hinaus können dem Arzt berufsrechtliche, arzthaftungsrechtliche sowie ggf. kassenarztrechtliche Konsequenzen drohen (Kern, 2012, § 25 GenDG Rn. 40).

5) Der Prüfung der Einwilligung folgt die Überprüfung der gesetzeskonformen Aufklärung der Kunden. Die **Aufklärung** selbst ist Voraussetzung für die Wirksamkeit der Einwilligung und es gilt auch hier der Arztvorbehalt (Prütting, 2014, § 9 GenDG Rn. 5). Die Anforderungen an die Aufklärung nach dem GenDG sind deutlich umfangreicher als die der medizinischen Aufklärung, die in § 630e BGB normiert sind (GEKO, 2017; Schillhorn, 2017, § 9 GenDG Rn. 4–7). Dem verantwortlichen Arzt obliegt die gesetzliche Pflicht zur Aufklärung über „Wesen, Bedeutung und Tragweite der genetischen Untersuchung" (§ 9 GenDG). Im Detail soll über Zweck, Art und Umfang des Gentests informiert werden. Der verantwortliche Arzt muss zudem auf die individuellen gesundheitlichen Risiken eingehen, die nach Erhalt der Testergebnisse für den Patienten oder seine Angehörigen relevant oder künftig relevant werden können (§ 9 Abs. 2 Nr. 2 GenDG). Im Besonderen muss über die Anzahl der getesteten Gene und über den Umfang der Analyse aufgeklärt werden (GEKO, 2017). Die Aufklärung muss zudem in einer Sprache erfolgen, die der Patient versteht (§ 630e Abs. 2 Nr. 3 BGB, § 8 MBO-Ä). Die Marktanalyse zeigt, dass die meisten Anbieter weder ihre Inhalte auf Deutsch bereitstellen (Tab. 4.13), noch einen Arzt in den Bestellvorgang involvieren und auch keine Information über die getestete Gen-Anzahl bzw. den Sequenzier-Umfang (Teil-Sequenzierung oder Komplett-Sequenzierung der Gene) geben (Tab. 4.18b, 4.22b). Damit fehlen entscheidende Komponenten der Aufklärung (GEKO, 2017). Manche Anbieter bieten gegen Aufpreis einen ärztlichen Kontakt auf freiwilliger Basis an; dann erfolgt die Aufklärung per Telefon, Video-Chat oder Email. Es stellt sich in diesem Kontext die Frage, ob ohne unmittelbaren Patientenkontakt eine rechtskräftige Aufklärung möglich ist. An dieser Stelle hilft das GenDG nicht weiter, da dort nur wenige Normierungen zum Ablauf der Aufklärung genannt sind. Es ist lediglich festgelegt, dass die Aufklärung durch die verantwortliche ärztliche Person (§ 9 Abs. 1 S. 1 GenDG) oder im Rahmen einer Abstammungs-untersuchung alternativ durch den nichtärztlichen Sachverständigen erfolgen muss (§ 17 Abs. 4 GenDG). Ob dies durch ein Telefonat, Chat, Email oder ein persönliches Gespräch erfolgen soll, findet im GenDG keine Erwähnung und es müssen die Normierungen des Behandlungsvertrages im BGB (§§ 630a ff.

BGB) berücksichtigt werden (Kern, 2012, § 9 GenDG Rn. 1 und 6; Prütting, 2014, § 9 GenDG Rn. 3c). § 630e BGB bestimmt, dass die Aufklärung mündlich durchgeführt werden muss (Laufs/Kern, 2010, § 61 Rn. 15). Somit kann man festhalten, dass die Zusendung eines Informationsblattes per Email oder allgemeine Infos auf der Webseite des Anbieters ohne Arztkontakt nicht ausreichen, um eine rechtskräftige Aufklärung zu erreichen. Für eine gesetzeskonforme Aufklärung ist somit ein Gespräch nötig. Dennoch konkretisiert der Begriff „mündlich" nicht, ob die Aufklärung in einem persönlichen Gespräch oder per Telekommunikation (z. B. Telefon oder Video-Chat) erfolgen soll. An dieser Stelle gibt die Gesetzesbegründung Klarheit und konkretisiert, dass nur in Einzelfällen auf die Möglichkeit der „fernmündlichen" Aufklärung in „einfach gelagerten Fällen" ausgewichen werden darf. Dies geht auch aus der Gesamtschau der Rechtsprechung zur fernmündlichen Aufklärung hervor (Duesberg, 2017). Der jedoch mit einer genetischen Untersuchung verbundene Eingriff in die Persönlichkeitsrechte, insbesondere in die informationelle Selbstbestimmung, kann im Falle der online-basierten Erbgut-Analysen als eine eher „komplizierte Fallkonstellation" angesehen werden, was dann eine persönliche Anwesenheit voraussetzt (Kern, 2012, § 17 GenDG Rn. 17). Befragt man zu Aufklärungsformalitäten berufsrechtliche Normen, so stellt man fest, dass auch die MBO-Ä gemäß § 8 S. 2 die Aufklärung in einem persönlichen Dialog fordert. Führt also ein DTC-Anbieter ohne persönlichen Arztkontakt (oder für Abstammungsanalysen Sachverständigenkontakt) eine genetische Analyse nur mit schriftlichen Aufklärungsmaterialien, einem Telefonat oder Chats durch, erfüllt er nicht die gesetzlich vorgegebenen Aufklärungspflichten. Dieses Fehlverhalten kann einen Anspruch auf Schadensersatz begründen (§ 280 BGB). Haftungsrechtlich kann eine nicht erfolgte oder fehlerhafte Aufklärung zur Annahme führen, dass die genetische Analyse ohne wirksame Einwilligung (!) erfolgte, mit den bereits im oberen Teil zur Einwilligung dargestellten Konsequenzen. In Ermangelung einer gesetzeskonformen Aufklärung, liegt somit keine rechtskräftige Einwilligung des Betroffenen vor (Reuter & Winkler, 2014).

6) Als Letztes soll noch die Überprüfung hinsichtlich der **genetischen Beratung** erfolgen. Die genetische Beratung ist eigenständig zu betrachten und stellt keine Ergänzung der Aufklärung dar. Sie hat somit auf die gesetzliche Geltung der Einwilligung – im Gegensatz zur Aufklärung – keine Auswirkung (Kern, 2012, § 10 GenDG Rn. 2). Bei jeder diagnostischen und prädiktiven genetischen Untersuchung sieht das Gesetz eine genetische Beratung durch einen speziell hierfür qualifizierten Arzt bzw. Facharzt für Humangenetik vor (BT-Drucks. 16/10532, S. 28). Bei der prädiktiven sogar vor und nach Erhalt des Testergebnisses. Da in dem anonymen Setting die Anbieter nicht darüber informiert sind,

ob es sich im Einzelfall um eine prädiktive oder diagnostische Untersuchung handelt, scheitert die Gesetzeskonformität bereits an dieser Problematik. Von 91,18 % der DTC-Firmen weltweit und von 77,78 % der deutschen Anbieter wird keine genetische Beratung angeboten (Tab. 4.18b, 4.22b). Wird auf eine genetische Beratung gänzlich verzichtet, kollidiert dieses Vorgehen eindeutig mit den Bestimmungen in § 10 GenDG und kann als nicht zulässig angesehen werden. Bei manchen DTC-Firmen ist eine genetische Beratung gegen Aufpreis möglich. Die Beratung erfolgt dann per Video-Chat, Telefonat oder E-Mail. Dies hat am ehesten mit einer Fernberatung Gemeinsamkeiten und es muss erörtert werden, ob dieses Vorgehen für genetische Analysen rechtmäßig ist. Im Übrigen ist für den Nutzer nicht ersichtlich, ob die vermittelten Ärzte finanziell am Verkauf der Gentests beteiligt werden. In diesem Fall würde ein Verstoß gegen die im GenDG bestimmte „unabhängige Beratung" vorliegen (Schillhorn § 10 Rn. 16). Ähnlich der Aufklärung lässt das Gesetz auch bei der genetischen Beratung unerwähnt, ob diese in persona oder auch per Fernkommunikation erfolgen kann. Auch die Normen in § 630c BGB ergeben nichts Anderes: Auf welche Art und Weise die Erfüllung der Bestimmungen im GenDG oder BGB erfüllt werden müssen, wird nicht vorgeschrieben. Dennoch bestehen Zweifel, ob eine rein fernmündliche Beratung ihren Sinn und Zweck hinsichtlich des GenDG erfüllt: Laut Gesetzesbegründung ist Ziel der Beratung, Entscheidungen mit den Patienten gemeinsam zu erarbeiten (BT-Drucks. 16/10532, S. 29). Es geht neben medizinisch-genetischen Fakten um die individuellen (medizinischen, psychischen und sozialen) Konsequenzen der Testresultate (BT-Drucks. 16/10532, S. 28; Schillhorn, 2017, § 10 GenDG Rn. 2). Die GEKO sieht daher ein persönliches Gespräch vor (GEKO, 2012). Alle unpersönlichen Hilfsmittel, wie Webseitentexte, E-Mail oder die Fernkommunikation (Chat, Telefonat) können den persönlichen Kontakt zu einem Arzt nicht ersetzen. Obwohl Video-Chats bei Psychotherapien und bei der chirurgischen Nachsorge erfolgreich eingesetzt werden, können komplexe Sachverhalte, auf deren Grundlage der Patient weitreichende Entscheidungen wie die einer genetischen Testung trifft, nur schwer vermittelt werden (Gentry & Lapid, 2019; Taylor & Kidd, 2015). In den Behandlungsgrundsätzen und Verhaltensregeln der MBO-Ä wird ebenfalls klargestellt, dass eine ausschließliche Beratung und Behandlung über Print- und Kommunikationsmedien nicht gestattet ist (Prütting § 7 MBO-Ä Rn. 12). Auch die Rechtsprechung zeigt, dass sich der Arzt persönlich ein Bild von dem Patienten machen muss (BerufsG für Heilberufe Frankfurt GesR 2005, 223, 226). Interessanterweise normiert das GenDG keine Rechtsfolgen bei nicht oder fehlerhaft durchgeführter genetischer Beratung. Lediglich eine Ordnungswidrigkeit besteht gemäß § 26 GenDG bei einem Verstoß gegen den Arztvorbehalt und kann

mit einem Bußgeld von fünfzigtausend Euro geahndet werden. Haftungsrechtlich kann jedoch eine nicht gesetzeskonforme Beratung einen **Behandlungsfehler**
auf Grundlage der Informationspflichtverletzung gemäß § 630c Abs.
2 BGB dar-
stellen (Kern, 2012, § 10 GenDG Rn. 20). Ob die Voraussetzungen für eine
deliktsrechtliche Haftung gegeben ist, kann auf Grundlage eines Behandlungsfeh-
lers bei Schaden für Leben, Körper oder Gesundheit zustande kommen. Im Falle
von Online-Gentests können bspw. genetische Befunde fehlinterpretiert werden
oder die ausgewählte diagnostische Methode der Sequenzierung ist für die Fragestellung des Kunden falsch gewählt. Diese Situation kann einem Diagnose- bzw.
Therapiefehler gleichkommen. Wenn es also eine haftungsbegründende Kausalität
zwischen dem Behandlungsfehlertyp und dem verursachten Schaden (keine inten-
sivierte Krebsvorsorge) nachgewiesen werden kann, liegt eine Körperverletzung
vor, die zur Strafbarkeit gem. § 229 StGB (fahrlässige Körperverletzung) führen kann. Ein Verstoß hat zusätzlich berufsrechtliche und ggf. vertragsrechtliche
Konsequenzen. **Zusammenfassend** zeigt sich, dass – selbst wenn das Material für
den Gentest nicht persönlich durch einen Arzt entnommen werden muss – kommerzielle Erbgut-Analysen zu medizinischen Zwecken und zur Feststellung der
Abstammung nicht zulässig sind, da sie die Bestimmungen des GenDG in vielen
Teilen nicht erfüllen. **Die eingangs erwähnte These des Deutschen Ethikrates,**
der die Zulässigkeit genetischer DTC-Tests zu medizinischen Zwecken bezweifelt, **ist somit korrekt.** Selbst wenn bei online-basierten Gentests ein Arzt die
Aufklärung und genetische Beratung durchführt, ist ein Kontakt ausschließlich
über Telemedien (Email, Telefonat oder Chat) nicht ausreichend, um als gesetz-
eskonform angesehen zu werden. Wird eine Genanalyse trotzdem durchgeführt,
ist dies in Ermangelung einer wirksamen Einwilligung rechtswidrig und kann
strafrechtliche, deliktische und vertragsrechtliche Konsequenzen nach sich ziehen.
Eine nicht erfolgte oder fehlerhafte genetische Beratung kann einen Behandlungsfehler begründen. Zudem unterliegen den Pflichten des GenDG wahrscheinlich
nicht nur Personen, die genetische Untersuchungen veranlassen und durchführen,
sondern auch diejenige, die diese in Anspruch nehmen (Schillhorn, 2017, § 2
GenDG Rn. 16b). Die Marktanalyse zeigt, dass Online-Gentests von deutschen
und ausländischen Anbietern dennoch angeboten werden. Um zu prüfen, ob dies
mit dem Anwendungsbereich des Gesetzes zusammenhängt, wird im nächsten
Abschnitt dargestellt, welche der kommerziell angebotenen Gentests überhaupt in
den Geltungsbereich des GenDG fallen.

5.2.2 Prüfung des Anwendungsbereiches

In diesem Abschnitt analysiert die Arbeit, welche der kommerziell angebotenen Online-Gentests in den Anwendungsbereich des GenDG fallen. Es wird in diesem Zusammenhang auf den Begriff des „medizinischen Zwecks" eines Gentests eingegangen, der im Abschn. 5.2.1. zunächst zurückgestellt wurde. Es wird deutlich werden, dass die Definition dieses Begriffes einen entscheidenden Sachverhalt bei Online-Gentests darstellt. Zunächst hat die Eröffnung des Anwendungsbereiches des GenDG für den jeweiligen Gentest eine große rechtliche Bewandtnis: Unterliegt eine der von den DTC-Firmen angebotenen Testkategorien in Tab. 4.1 dem GenDG, dann werden an diese Testkategorie die in Abschn. 5.2.1 und 2.3.2 dargestellten gesetzlichen Qualitäts- und Qualifikationsvorgaben gestellt. Fällt eine Testkategorie nicht in den Anwendungsbereich des GenDG, kann die Einhaltung dieser gesetzlichen Bestimmungen nicht gefordert werden. Das Gesetz ist durch den normierten personellen und sachlichen Anwendungsbereich in seiner Geltung eingeschränkt. Vom Regelungsbereich ausgenommen, sind sowohl genetische Untersuchungen bei Verstorbenen als auch genetische Untersuchungen von Tumorgewebe (§ 3 GenDG Nr. 4) (BT-Drucks. 16/10532, S. 16). Diese Spezifikationen wurden daher in der Marktanalyse nicht berücksichtigt und waren Teil der Ein- bzw. Ausschlusskriterien (Tab. 3.1). Der sachliche Anwendungsbereich des Gesetzes findet zudem im Hinblick auf die genetische Untersuchung und dem Umgang mit den dabei gewonnenen Daten insoweit eine inhaltliche Begrenzung als nur „genetische Untersuchungen zu medizinischen Zwecken, zur Klärung der Abstammung sowie im Versicherungsbereich und im Arbeitsleben" erfasst sind (§ 2 Abs. 1 GenDG). Somit unterstehen hinsichtlich der hier relevanten Fragestellung nur kommerzielle Erbgut-Analysen zu **medizinischen Zwecken** und **zur Klärung der Abstammung** den Regelungen des GenDG. Vom sachlichen Anwendungsbereich ebenfalls nicht erfasst sind genetische Analysen und Daten zu **Forschungszwecken**, sodass hier die Anforderungen zur technischen und personellen Qualität des GenDG ebenfalls nicht verlangt werden können (§ 2 Abs. 2 Nr. 1 GenDG). Laut Marktanalyse verwenden weltweit 32,35 % der Firmen bzw. 11,11 % der deutschen Anbieter die Gendaten der Nutzer für weitere Forschungszwecke (Tab. 4.18b, 4.22b). Soweit also Forschung mit den eingesandten Informationen und Materialien praktiziert wird, ist das GenDG nicht anwendbar (Prütting, 2014, § 2 GenDG Rn. 31, 32).

Es werden nun die in Tab. 4.1 gelisteten Gentestkategorien in chronologischer Reihenfolge ihrer Erwähnung hinsichtlich ihres Anwendungsbereiches in Bezug auf das GenDG überprüft. Für eine leichtere Nachvollziehbarkeit zeigt

Tab. 5.1 das Ergebnis der folgenden Ausführung. Um die Eröffnung des Regelungsbereichs des GenDG für die einzelnen Testkategorien überprüfen zu können, gilt es zunächst zu bestimmen, was der „medizinische Zweck" i.S.d. Gesetzes ist. Das Gesetz legt fest, dass eine „genetische Untersuchung" eine auf den Untersuchungszweck gerichtete „genetische Analyse zur Feststellung genetischer Eigenschaften" ist (§ 3 Nr. 1 GenDG). Hierzu führt das Gesetz in § 3 Nr. 6 und 7 aus:

Tabelle 5.1 Testkategorien innerhalb und außerhalb des GenDG-Regelungsbereichs

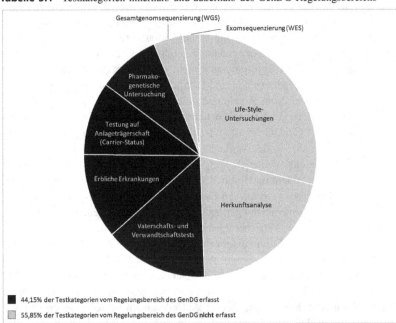

Anmerkung:
Innerhalb der acht verschiedenen Testkategorien gibt es n = 419 verschiedene Gentests, vgl. Tab. 4.8b.

„Eine genetische Untersuchung zu **medizinischen Zwecken** ist eine diagnostische oder prädiktive genetische Untersuchung mit dem Ziel der Abklärung einer bereits bestehenden Erkrankung oder gesundheitlichen Störung, der Wirkung eines

Arzneimittels oder die Testung auf zukünftig auftretende Erkrankung oder gesundheitlichen Störung oder Anlageträgerschaft für Erkrankungen oder gesundheitlichen
Störungen bei Nachkommen".

Was i.S.d. Gesetzes eine „Erkrankung" oder „gesundheitliche Störung" bedeutet,
ist nicht legal definiert. An dieser Stelle kann auf allgemeine Überlegungen z. B.
der Sozialgerichte auf Grundlage von § 27 SGBV (Krankheit als „normwidriger
Körper- oder Geisteszustand, der Behandlungsbedürftigkeit und/oder Arbeitsun-
fähigkeit" zur Folge hat) angeknüpft werden (Schillhorn, 2017, § 2 GenDG
Rn. 11). Zur Erläuterung des medizinischen Zwecks soll in Anlehnung an die
Gesetzesbegründung folgendes Praxisbeispiel herangezogen werden: Veranlasst
ein Arzt bei einer an Brustkrebs erkrankten Frau einen genetischen Test auf die
umgangssprachlich bezeichneten „Brustkrebsgene" *BRCA1* und *BRCA2* mit dem
Ziel, die Ursache der Brustkrebserkrankung zu finden, dann liegt bei dieser Analyse ein medizinischer Zweck i.S.d. Gesetzes vor und der Anwendungsbereich
des GenDG mit den festgelegten Qualitäts- und Qualifikationsanforderungen ist
eröffnet (Schillhorn, 2017, § 3 GenDG Rn. 36). Der Untersuchungszweck i.S.d.
Gesetzes geht der genetischen Untersuchung also voraus und dient der Abklärung einer erblichen Erkrankung oder gesundheitlichen Störung (Kern, 2012, §
3 GenDG Rn. 5). Es erscheint daher plausibel, dass alle in der Marktanalyse
bezeichneten Testkategorien der „**Erblichen Erkrankungen**" den medizinischen
Zweck i.S.d. Gesetzes erfüllen. Die Testkategorie „Erbliche Erkrankungen" wird
von 23,53 % der DTC-Firmen über das Internet angeboten, von den deutschen
Anbietern sind es 55,56 %. (Tab. 4.18a, 4.20). In Analogie hierzu bedeutet das
für die Testkategorie „**Pharmakogenetische Untersuchung**", dass die genetische Analyse der Abklärung der „Wirkung eines Arzneimittels" dienen muss, um
vom Anwendungsbereich des Gesetzes erfasst zu sein (§ 3 Abs. 7c GenDG).
Da die Internet-Anbieter auf ihrer Webseite die jeweiligen Erkrankungen und
Arzneimittel auflisten, zu denen sie genetische Analysen anbieten, kann ein
medizinischer Zweck i.S.d. GenDG stark vermutet werden und der Anwendungsbereich des GenDG ist für online-basierte pharmakogenetische Analysen
eröffnet (Heidemann, Gal, & Schillhorn, 2014). In der Testkategorie „**Carrier**"-
Untersuchungen, die von 20,1 % der Anbieter offeriert wird (Tab. 4.8a), werden
Analysen durchgeführt, die es einer Person ermöglichen, eine genetische Anlageträgerschaft einer meist erst bei den Nachkommen auftretenden Erkrankung zu
identifizieren. Somit ist eine Carrier-Analyse eine prädiktive Untersuchung, die
laut Gesetzesbegründung zu § 3 Nr. 8 GenDG in den Anwendungsbereich des
GenDG fällt (BT-Drucks. 16/10532, S. 22).

Die nächste zu prüfende Testkategorie sind die **Life-Style-Tests**. Diese umfassen genetische Analysen, die ein breites Spektrum an gesundheitsbezogenen Fragen in nahezu allen Lebensbereichen der Menschen untersuchen. Life-Style-Untersuchungen werden laut der vorliegenden Marktanalyse weltweit von 59,31 % der DTC-Firmen und von 88,89 % der deutschen Anbieter über das Internet verkauft, hinzu kommen etwa 1.500 lokale Berater, die von der vorliegenden Marktanalyse nicht erfasst sind (Tab. 4.8a, 4.20). Zu Life-Style-Tests gehören Tests zur Verträglichkeit von Lebens- und Genussmitteln (Abschn. 4.1). Auch genetische Screenings auf musikalische und sportliche Leistungen, zahlreiche Charaktereigenschaften, intellektuelle Sonderbegabungen und Lebenserwartung sind verfügbar. Prüft man das GenDG auf die Erwähnung von genetischen Life-Style-Untersuchungen so stellt man fest, dass diese Tests von dem ausdrücklich formulierten sachlichen Anwendungsbereich des Gesetzes nicht erfasst sind (Reuter & Winkler, 2014). Andererseits sind diese Tests aber auch nicht in den ausdrücklichen Ausnahmen in § 2 Abs. 2 GenDG aufgeführt (Prütting, 2014, § 3 GenDG Rn. 9). So interpretiert Stockter den Anwendungsbereich für eröffnet, sobald der Sachverhalt einer genetischen Untersuchung zur Feststellung genetischer Eigenschaften nach § 3 Nr. 1 GenDG betroffen ist (Prütting, 2014, § 2 GenDG Rn. 14). Damit wären alle Arten genetischer Untersuchungen und Analysen, auch explizit die Life-Style-Untersuchungen vom Anwendungsbereich des GenDG erfasst. Die Frage, ob genetische Life-Style-Tests dem GenDG unterliegen oder nicht, erscheint an dieser Stelle zumindest in Ermangelung einer klaren gesetzlichen Formulierung strittig (Schillhorn, 2017, § 2 GenDG Rn. 15). Jedoch stellt die Gesetzesbegründung zu § 3 GenDG klar, dass eine genetische Untersuchung zu medizinischen Zwecken als diagnostische oder prädiktive genetische Untersuchung „ausschließlich auf Erkrankungen oder gesundheitliche Störungen" abzielt, „weshalb genetische Untersuchungen mit einer anderen Zweckbestimmung" nicht dem Anwendungsbereich unterliegen (BT-Drucks. 16/10532, S. 21). Da Life-Style-Tests keine Erkrankung diagnostizieren oder vorhersagen und somit laut Gesetz keine medizinische Zweckbestimmung beinhalten, sind sie nicht von den Regeln des GenDG erfasst; die Einhaltung der gesetzlichen Bestimmungen kann für diese Testkategorie daher nicht gefordert werden (Schillhorn, 2017, § 2 GenDG Rn. 13–15). In diesem Zusammenhang wird nochmals die strikte Ausrichtung des Gesetzes am medizinischen Zweck der genetischen Untersuchung deutlich und soll anhand der *HLA*-Gen-Untersuchung erläutert werden: Die Gesetzesbegründung sagt, dass ein Gentest zur genetischen Analyse der *HLA*-Gene im Hinblick auf die Eignung als Organspender nicht vom Anwendungsbereich des Gesetzes erfasst ist, da kein medizinischer Zweck im Sinne einer Krankheitsabklärung zugrunde liegt. Erst wenn die *HLA*-Genanalyse stattfindet, um eine

Erkrankung zu diagnostizieren oder vorherzusagen (z. B. M. Bechterew, eine erbliche Erkrankung der Wirbelsäule), unterliegt die *HLA*-Untersuchung durch den die Analyse bestimmenden medizinischen Untersuchungszweck dem GenDG (Schillhorn, 2017, § 3 GenDG Rn. 22). Hat demnach eine genetische Analyse nicht das Ziel, eine genetische Eigenschaft mit Bedeutung für eine Krankheit oder gesundheitliche Störung aufzudecken, so handelt es sich nach Gesetzesbegründung nicht um einen Anwendungsfall des GenDG (Schillhorn, 2017, § 3 GenDG Rn. 22). Der Anwendungsbereich des GenDG ist somit zweckspezifisch begrenzt und es bestimmt der Zweck der Analyse, ob eine genetische Untersuchung i.S.d. Gesetzes vorliegt oder nicht (Prütting, 2014, § 2 GenDG Rn. 17 und 21). Die Trennschärfe in dieser Testkategorie ist jedoch gerade in Abgrenzung zur Testung auf „Erbliche Erkrankungen" äußerst unscharf: Denn auch Tests auf Lebensmittelunverträglichkeiten in der Life-Style-Kategorie, können in den Regelungsbereich des GenDG fallen; und zwar genau dann, wenn die Untersuchung den Zweck verfolgt, Krankheiten und gesundheitliche Störungen (Unverträglichkeit von Weizen bei Zöliakie) zu untersuchen. Ob also eine genetische Untersuchung aus der Kategorie Life-Style einem medizinischen Zwecke i.S.d. Gesetzes dient, müsste für jeden Einzelfall separat entschieden werden. An dieser Stelle ergibt sich zudem der nicht unproblematische Umstand, dass gerade die für den Anwendungsbereich des GenDG entscheidende Klärung des „Zwecks" bei Veranlassung einer DTC-Analyse nur dem Kunden selbst bekannt ist. Somit könnte es in der Praxis schwer sein, im Einzelfall die Eröffnung des GenDG bei den Life-Style-Tests nachzuweisen. Wenn also eine genetische Untersuchung der Verbesserung der Lebensführung dient oder nur aus reinem Interesse veranlasst wird und somit kein medizinischer Zweck i.S.d Gesetzes vorliegt, unterstehen diese Tests nicht dem GenDG und sind nicht an die gesetzlichen Qualitätsanforderungen gebunden (Prütting, 2014, Vor §§ 7 GenDG Rn. 2). Die Eröffnung des Anwendungsbereiches für die Analyse des **gesamten menschlichen Genoms (WGS)** oder der Untersuchung auf die derzeit bekannten 25.000 Gene im Rahmen einer **WES** ist ebenfalls von ihrer Zweckbestimmung abhängig. Wird eine WES oder WGS ohne die gesetzlich normierte Zweckbindung z. B. aus reinem Interesse heraus durchgeführt, unterliegt diese Genanalyse nicht dem GenDG (Cramer, 2011). Analysen zu WGS und WES werden von 8,33 % bzw. 4,9 % der Anbieter über das Internet verkauft (Tab. 4.8a). Es wurde je ein deutscher Anbieter gefunden, der derartige Analysen online anbietet (Tab. 4.20). Die Klärung der **Vaterschafts- oder Verwandtschaftsverhältnisse** findet direkt im Gesetzeswortlaut Beachtung und eine Ergänzung mit Gesetzeskommentierungen ist an dieser Stelle nicht nötig. Nach dem expliziten Wortlaut des Gesetzes fallen genetische Untersuchungen zum Zwecke der Abstammungsklärung i.S.v. § 2 Abs. 1 und § 17 GenDG in den

Anwendungsbereich des GenDG (BT-Drucks. 16/10532, S. 20). Auf dem internationalen Markt offerieren nach vorliegender Marktanalyse 29,41 % der Anbieter
die Klärung des Vaterschafts- oder Verwandtschaftsverhältnisses (Tab. 4.8a). Hin-
gegen werden bei einer **Herkunftsanalyse**, die von 42,16 % der DTC-Firmen
angeboten wird (Tab. 4.8a), ferne verwandtschaftliche Beziehungen und die eth-
nische Herkunft einer Person festgestellt. Ob genetische Analysen zur Klärung der
genealogischen Herkunft oder zur Klärung ferner gemeinsamer Verwandter mit z.
B. berühmten Persönlichkeiten auch Untersuchungen zur Klärung der Abstammung i.S.d. GenDG sind, ist zweifelhaft (Heidemann et al., 2014). Der Wortlaut
des Gesetzes trifft diesbezüglich keine klare Aussage, insofern kann eine Ausle-
gung des Gesetzestextes nach Sinn und Zweck erfolgen. Die Gesetzesbegründung
zu § 17 GenDG zielt darauf ab, dass die Abstammungsklärung zum Zwecke der
Klärung der Identität, Abstammung und Familienzugehörigkeit oder bei Klärung
des nahen verwandtschaftlichen Verhältnisses dem GenDG unterliegen, wenn das
Umgangsrecht oder die Unterhaltszahlung für das leibliche Kind geklärt werden
soll. Die Klärung ethnischer Abstammung war am ehesten nicht Regelungsinhalt
beim Gesetzgebungsprozess, sodass Untersuchungen mit dem Zweck der Klärung
ferner ethnischer Herkunft wahrscheinlich nicht dem GenDG unterstellt sind.

Abschließend soll noch Bezug auf den internationalen Rahmen genommen
werden, der es ermöglicht, dass Gentests über das Internet aus der ganzen Welt
bestellt und durchgeführt werden können. Die meisten Gentests, die in Deutschland online zu kaufen sind, stammen aus den USA (Tab. 4.6). Während Ärzte,
die in Deutschland mit gültiger Approbation in der Patientenversorgung tätig
sind, bezogen auf die Erfüllung der Gesetzesforderungen des GenDG überwacht
werden können, unterliegen **ausländische Anbieter** nicht unmittelbar den Regelungen des deutschen GenDG, vor allem nicht, wenn die genetische Analyse
im Ausland prozessiert wird (Schillhorn, 2017, § 2 Rn. 16). Eine diesbezügliche gerichtliche Entscheidung fand sich bis zum Zeitpunkt der Fertigstellung
der Arbeit nicht. Inwieweit die Umsetzung des GenDG in diesen Fällen gefordert werden kann, wird mglw. erst die zukünftige Rechtsprechung entscheiden
(Heidemann et al., 2014; Reuter & Winkler, 2014). Bezogen auf die vorliegende Marktanalyse müssen daher 95,71 % der Anbieter nicht die Regelungen
des GenDG einhalten – egal, welche Testkategorie sie anbieten (Tab. 4.5).
Zusammenfassend kann festgehalten werden, dass Online-Gentests zwar verboten sind, da sie mit einer Reihe von Gesetzesanforderungen kollidieren, jedoch
der Anwendungsbereich des GenDG durch die gesetzliche Begrenzung auf den
medizinischen Zweck einer Genanalyse in vielfacher Weise begrenzt ist. Die
gesetzliche Festsetzung der Zweckbestimmung führt dazu, dass der größte Anteil

aller in der Studie untersuchten Gentests außerhalb der bestehenden Regulierungsvorschriften des GenDG liegt und damit für diese Tests keine gesetzlichen Vorgaben zu Qualitätsstandards gelten (Tab. 5.1). Dies und die Tatsache, dass die meisten Gentests aus den USA stammen und ebenfalls dem GenDG nicht unterliegen, zeigt, dass das GenDG nur für einen geringen Teil der DTC-Gentests anwendbar ist und daher nur eine geringe Wirkung entfaltet. Die aktuelle Regelung mit Festsetzung einer Zweckbestimmung für genetische Tests wird in Abschn. 5.4 nach der Betrachtung der Chancen und Risiken einer ethischen Analyse unterzogen.

5.3 Chancen und Risiken von Online-Gentests

Vor dem Hintergrund der Tatsache, dass die meisten der kommerziellen Gentests nicht dem GenDG unterliegen und somit in Deutschland ohne Einhaltung von Qualitäts- und Qualifikationsvorgaben durchgeführt werden dürfen, erörtert die Arbeit die Nachteile dieser Tests und zeigt die Gefahren auf, die damit verbunden sein können. Da sich durch den leichten Zugang zu den Online-Gentests auch potenziell positive Auswirkungen und Chancen ergeben können, findet auch dieser Sachverhalt Berücksichtigung.

Zur besseren Darstellung der Thematik wird zunächst die Frage bearbeitet, was die **Motivation der Menschen** ist, einen Gentest außerhalb des Gesundheitssystems zu veranlassen. Zur Beantwortung dieser Frage werden im Folgenden grundsätzliche gesellschaftskulturelle Überlegungen angestellt, aber auch Studien angeführt, die dieses Thema untersuchen. Die Akzeptanz von Online-Gentests ist innerhalb weniger Jahre stark gestiegen: Während im Jahre 2010 in den USA die Inanspruchnahme von Online-Gentests zu gesundheitsbezogenen Fragen nicht so groß wie erwartet war (McBride, 2010; Wright & Gregory-Jones, 2010), belegen aktuelle Studien genau das Gegenteil (Koeller et al., 2017; Middleton & Howard, 2017; Statista, 2019b). Neben Neugier und Interesse an eigenen personalisierten Gesundheitsrisiken (Anderson et al., 2014; Gollust & Bernhardt, 2012) und dem erhöhten Gesundheitsbewusstsein in der Bevölkerung (Baum, 2016; Tulchinsky & Varavikova, 2014) tragen die attraktiven und humorvollen Werbemaßnahmen der Anbieter dazu bei, dass immer mehr Online-Gentests in Anspruch genommen werden (Dudley, Brenner, & Parts, 2014; Schaper & Wöhlke, 2019). Studien zu insg. knapp 3.000 Nutzern von DTC-Tests fanden heraus, dass sowohl für die Veranlassung kommerzieller Gentests Neugierde und Spaß („Entertainment") als auch die Testung auf zukünftige Krankheitsrisiken mit Erhalt umsetzbarer Gesundheitsinformationen als Hauptgrund genannt wurden (Roberts & Thomas,

2011; Y. Su, Howard, & Borry, 2011; Vayena, Hafen, & Prainsack, 2012). Auch die Bereitstellung einer Gen-App unterstreicht den „Gamification"- oder „Spaß"-Faktor der Tests und erhöht die Attraktivität für die Nutzer (Edwards et al., 2016). Ein weiterer Anlass für den Kauf von Online-Gentests scheinen die Kosten und der leichte Zugang zu sein. Im klassischen Gesundheitswesen sind Gentests ohne spezifische Indikation und nur aus Interesse heraus grundsätzlich nicht Teil des Regelleistungskatalogs der GKV und unterliegen einer privaten Zahlung. Die Kosten sind hierbei um ein Vielfaches höher als bei einem Online-Anbieter (Plöthner & Schulenburg, 2017). Daher scheinen die online-basierten Testungen eine kostengünstige Alternative zur Untersuchung durch Ärzte zu sein (Roberts & Ostergren, 2013; P. Su, 2013).

Argumente für den freien Zugang zu kommerziellen Gentests sind potentielle **Vorteile**, die sich für die stärkere eigenverantwortliche Gesundheitsvorsorge ergeben können. Studien, welche die Auswirkungen von Online-Gentests untersuchten, zeigten jedoch, dass in weniger als einem Jahr nach Gentests zu Diabetes-, Herzinfarkt- oder Schlaganfallrisiko keine wesentliche Wirkung mehr auf eine Lebensstiländerung zu verzeichnen war (Bloss, Schork, & Topol, 2011, 2013; Hollands et al., 2016; James et al., 2011; Roberts, 2017). Auch nach Gentests auf z. T. schwer therapierbare Erbkrankheiten ließen sich die Nutzer in der Mehrzahl nicht ärztlich beraten und verpassten nötige ärztliche Vorsorgeuntersuchungen (Stewart, Wesselius, Schols, & Zeegers, 2018). Diejenigen Nutzer, die einen Arzt konsultierten, waren signifikant älter, meist verheiratet und hatten ein signifikant höheres Einkommen als die andere Gruppe (Darst, Madlensky, & Bloss, 2014; McBride & Kaphingst, 2010). Dies lässt die Frage aufkommen, ob die jüngeren Nutzer die Tragweite einer genetischen Testung im Online-Setting nicht richtig verstanden haben und zeigt, dass der vorherigen Aufklärung und der Befundübermittlung, auf dessen Grundlage die notwendigen Entscheidungen getroffen werden, eine große Bedeutung für die weitere medizinische Versorgung zukommt. Jedoch kann auch unabhängig von einer messbaren Gesundheitsvorsorge genetisches Wissen einen emotional entlastenden Wert haben. Ein „gutes genetisches" Ergebnis kann dazu beitragen, eine persönlich empfundene Bedrohung durch eine zukünftige Krankheit zu reduzieren (Tercyak, Alford, & McBride, 2015). Durch die anonyme Veranlassung online-basierter Gen-Analysen können Arztbesuche und Wartezeiten vermieden werden und die Ergebnisse der genetischen Untersuchung erscheinen nicht in der Patientenakte – eine Tatsache, die beim Abschluss von Versicherungen von Nutzern als vorteilhaft erachtet wird (Roberts & Thomas, 2011). Dass es durch die fehlende ärztliche Beratung bei Online-Gentests zu erhöhten psychischen Belastungen kommt, z. B. weil Personen mit dem Ergebnis des genetischen Tests und deren Bedeutung für die weitere Lebensplanung nicht umgehen können, wird nur in Einzelfällen berichtet (Dohany & Zakalik, 2012); die meisten verfügbaren Studien, die mehrere Hundert Testpersonen untersuchten, bestätigen das nicht (Bloss et al., 2013; Vayena et al., 2012). Allerdings kann dies auch in einem mangelnden Verständnis der genetischen Sachverhalte begründet sein (Roberts, 2019). Online-Gentests ermöglichen zudem die Ausübung des im GG verankerten Selbstbestimmungsrechts und die Freiheit über die eigene genetische Konstitution Kenntnis zu erlangen (Abschn. 2.3.1). Selbstbestimmt Entscheidungen über sein eigenes Leben und seine Gesundheit treffen zu können und einen leichten Zugang zu diesen Tests zu haben, wird mitunter auch als Zugewinn an Freiheit verstanden (Mand, 2012). Wer informiert ist, über das, was auf ihn zukommt, kann sein Leben besser planen. Auf dieser Grundlage wird oft ein freiheitliches Recht auf genetische Testung abgeleitet (Loi, 2016). Ähnlich argumentierten auch 43 deutsche Teilnehmer in einer Umfrage: Einstimmig wurde eine gesetzliche Beschränkung der kommerziellen Gentests abgelehnt (Schaper & Wöhlke, 2019).

Den Chancen einer genetischen Testung stehen jedoch **Risiken** gegenüber, die im Folgenden aufgezeigt werden und auf die aufbauend in Abschn. 5.4 rechtliche und gesellschaftliche Lösungsansätze beleuchtet werden. Die Marktanalyse dieser Arbeit gibt einen Überblick über die existierende Vielfalt an Gentests, die ein Nutzer über das Internet bestellen kann. Interessierte Menschen sehen sich im Rahmen der Online-Tests mit unterschiedlichen Begriffen, Analysen und Preisen konfrontiert (Lek et al., 2016). Beim Kauf der Gentests ergibt sich zudem die Schwierigkeit, dass in den Bestellvorgang meist kein Arzt involviert ist und der Kunde die **Auswahl der zu testenden Gene** selbst trifft. Der Nutzer als medizinischer Laie stellt zwischen seinen Symptomen und den angebotenen Gentests einen vermeintlichen Zusammenhang her. Dies führt dazu, dass die Auswahl der Gene mehr oder weniger zufällig getroffen wird. Dieses Vorgehen erhöht die Wahrscheinlichkeit von falsch-negativen Testresultaten und schränkt die klinische Zuverlässigkeit der Testresultate stark ein (Ginsburg & Willard, 2009, S. 214 ff.; McGuire & Burke, 2008; Wynn & Chung, 2017). Doch gerade die korrekte Zuordnung der Symptome zu einer möglichen Genveränderung und die adäquate Auswahl des Gentests ist aus medizinischer Sicht die entscheidende Voraussetzung für einen klinisch validen genetischen Befund. Neben der begrenzten klinischen Aussagekraft stellt ein weiteres praktisches Risiko bei Online-Tests die Sicherstellung der **Identität des Anwenders** und seiner Einwilligungsfähigkeit dar. Nicht auszuschließen ist, dass es sich bei der eingesandten Probe um DNA-Material Dritter handelt, die überhaupt keine Kenntnis von der Durchführung des Tests haben (Scherr, 2012). Heimlich durchgeführte Tests greifen in die

Persönlichkeitsrechte der unfreiwillig getesteten Person ein und werden von nationalen und internationalen Gremien scharf kritisiert (ESHG, 2010; GfH, 2011).
Da vermehrt Minderjährige einer genetischen Online-Testung unterzogen werden,
wird eine mögliche Benachteiligung derjenigen Kinder befürchtet, die weniger
gesellschaftlich akzeptierte genetische Eigenschaften aufweisen (Caulfield et al.,
2015; Mills, 2010). Zudem ist es bei Online-Gentests wahrscheinlicher, dass die
Probe versehentlich kontaminiert oder vertauscht wird als bei der fachkundigen
Probenentnahme klinischer Tests. Die Marktanalyse zeigt darüber hinaus große
Defizite bei der Aufklärung der Nutzer (Tab. 4.18b). Der Kunde wird meist
weder über die Anzahl der zu untersuchenden Gene noch über den Umfang
der Gensequenzierung und auch nicht über die damit verbundene Unsicherheit
in Kenntnis gesetzt. Selbst wenn die Gene und der Umfang der Sequenzierung
genannt werden, wie z. B. bei 23andMe, wird die Analyse oft lückenhaft als
Teilsequenzierung angeboten (23andMe, 2019). Die methodische Begrenzung auf
eine Teilsequenzierung ist jedoch in den allermeisten Fällen nicht ausreichend,
um Erkrankungen auf genetischem Wege zu diagnostizieren oder auszuschließen
(Deng, Wang, & Jankovic, 2018). Auf Grundlage einer Teilsequenzierung kann
daher keine valide klinische Aussage getroffen werden, da meist unauffällige
Ergebnisse entstehen. Experten sprechen sogar von einer klinischen Nutzlosigkeit dieser Tests (Mathews, 2012). Der Nutzer eines Online-Gentests weiß daher
nicht, ob die untersuchten Sequenzdaten ausreichen, um eine klinisch verwertbare
Aussage zu erhalten. Erhält ein Nutzer einen falsch-negativen Befund, besteht die
Gefahr, dass er sinnvolle reguläre Vorsorgeuntersuchungen unterlässt, da er glaubt,
aufgrund des „günstigen" genetischen Profils nicht an der betreffenden Krankheit erkranken zu können. Ebenfalls Konsequenzen für die medizinische Vorsorge
und die Gesundheit der Menschen können falsche Testergebnisse aufgrund von
technischen Mängeln bei der Sequenzierung haben (Parekh & Shrank, 2018;
Pauley, Nixon, & Sterling, 2019; Weedon et al., 2019). Studien zur Überprüfung
der technischen Qualität von online-basierten Testungen ergaben in über 40 %
der untersuchten Fälle falsch-positive Testergebnisse (Tandy-Connor et al., 2018).
Bei Testungen auf Krebserkrankungen machten die Ärzte, die erst Monate bis
Jahre später konsultiert wurden, zudem auf die hohen falsch-negativen Befunde
aufmerksam (Schleit, Naylor, & Hisama, 2019). Während akkreditierte Labore
explizite Anforderungen bzgl. der Qualität der Analyse sowie des Umgangs mit
den genetischen Daten erfüllen müssen, unterliegen Anbieter ohne Akkreditierung keinerlei Kontrolle – in der vorliegenden Studie weisen sogar über die Hälfte
der Anbieter keine **Akkreditierung** auf (Tab. 4.18b). Angesichts der potenziellen Gesundheitsschädigung forderte die FDA bisher mehrfach DTC-Anbieter auf,

diese Gentests vom Markt zu nehmen (FDA, 2013). Wie die vorgelegte Markt-analyse und mehrere Stellungnahmen der FDA zeigen, ist dies bisher nicht erfolgt (FDA, 2019; Forbes, 2015). Offen bleibt in den genannten Studien die Haf-tungsfrage bei fehlerhaften oder falschen Testergebnissen. Bei online-basierten Testungen kann somit nicht ausgeschlossen werden, dass der Nutzer ein Pro-dukt minderer Qualität kauft und das Ergebnis fehlerhaft ist. Zudem stehen die Analysen der häufigsten Kategorie der Life-Style-Tests im Verdacht, eine **geringe klinische Aussagekraft** durch unzureichende wissenschaftliche Basis zu haben. Bisher zeigten mehrere Studien mit eineiigen Zwillingen zu Risiken für Herzinfarkt oder Schlaganfall gravierend voneinander abweichende Aussa-gen (Huml, Sullivan, & Sehgal, 2019; Mathews, 2012; Webborn et al., 2015). Diese Information wird jedoch dem Kunden nicht in dieser Deutlichkeit weiter-gegeben (de Roos & Persson, 2013; Ioannidis, 2018; Salinas, Wang, & DeWan, 2018). Die geringe Aussagekraft dieser Tests hat auch dahingehend besondere Relevanz, da Life-Style-Tests auf nahezu alle Lebensbereiche des Menschen Ein-fluss nehmen können. Immer mehr Menschen nutzen Gentests als Grundlage zur Optimierung ihrer Persönlichkeit, zur Wahl des Partners oder zur Einschätzung zukünftiger Risiken wie Alkoholabhängigkeit oder Stressintoleranz. Bereits heute werden genetische Screenings bei Profi-Fußballspielern für personalisierte Trai-ningseinheiten und Vorhersagen zum individuellen Verletzungsrisiko eingesetzt (Jiménez, 2016). Inwieweit jedoch genetische Faktoren bei der Ausprägung die-ser Eigenschaften beteiligt sind, ist momentan noch völlig unklar (Tab. 2.1). Zur Vermeidung von **Haftungsansprüchen** versehen viele Anbieter ihre AGB mit einem Haftungsausschluss (Loos & Luzak, 2016). Dieses Vorgehen ist jedoch höchst intransparent, rechtlich fragwürdig und zeigt, dass Gentests außerhalb des medizinischen Umfeldes wenig Kontrolle unterliegen (Phillips, 2016; Weichert, 2018, S. 16). In Verbindung mit Life-Style-Tests werden häufig weitere Produkte oder Dienstleistungen wie Weine, Diät- oder Sportpläne verkauft (Abschn. 4.1) und es scheint, als seien die Gentests nur der Einstieg in ein gewinnbringende-res Geschäft für den Anbieter. Darüber hinaus zeigen zahlreiche Untersuchungen, dass die Werbemaßnahmen vieler Online-Anbieter **irreführend** und z. T. betrü-gerisch sind (Kutz, 2010). Oft sind die angebotenen Tests für die behaupteten Zwecke ungeeignet oder es wird fälschlicherweise der Eindruck erweckt, der jeweilige Gentest sei ärztlich indiziert (Blell & Hunter, 2019; Christiansen & Gerdes, 2017; Schaper & Schicktanz, 2018). Unabhängig von den genannten Limitationen der Online-Gentests kommen verstärkt Zweifel am Datenschutz auf und es eröffnen sich schwierige Abwägungsfragen, ob sich bspw. die Polizei Zugang zu Gendaten verschaffen darf (Guerrini & McGuire, 2018; Ram, Guer-rini, & McGuire, 2018). Auslöser dieser Diskussion war die Festnahme eines jahrelang gesuchten US-amerikanischen Serienmörders („The Golden State Killer"), der durch den Abgleich seines DNA-Profils mit den DNA-Daten seiner Angehörigen überführt werden konnte. Den Zugang zu der DTC-Datenbank stellte 23andMe den **Strafverfolgungsbehörden** bereit (Claire Maldarelli, 2015). Da die Ergebnisse der Herkunftsanalysen oft ortsbezogen sind, sodass die Nutzer sehen, wo ihre Vorfahren gelebt haben (Medina & Waters, 2019), wird befürchtet, dass neben der Polizei auch für unbefugte Dritte oder kriminelle Organisationen ein verstärkter Anreiz bestehen könnte, sich Zugang zu DTC-Datenbanken zu verschaffen (Ayday & Tsudik, 2015). Da die genetische Probe zur Durchführung der Analyse ins Ausland gesandt wird, liegt sie zudem nicht mehr im Handlungsrahmen nationaler Gesetze (Hendricks-Sturrup & Lu, 2019; Ram et al., 2018). Im Übrigen ist eine erweiterte Auswertung gespeicherter Gendaten in Zukunft problemlos möglich und bietet Nutzungspotential für Zwecke, welche die betroffene Testperson nicht ohne Weiteres überblicken kann. Die Risiken werden verschärft durch den möglichen Missbrauch genetischer Daten durch die Weitergabe an den Arbeitgeber, Versicherer, Adoptionsagenturen oder durch Verkauf der Daten an die Pharmaindustrie, Kreditinstitute, Werbeunternehmen oder Verkaufsplattformen wie z. B. Amazon. Eine weitere Problematik von Online-Gentests ist, dass medizinische Laien oft nicht über die Fähigkeit verfügen, statistische Risikoangaben hinsichtlich ihres Aussagegehaltes zu verstehen, wenn diese ausschließlich auf der Webseite des Anbieters, per Email, Telefon oder Chat vermittelt werden (Leighton, 2012). Gerade bei **Wahrscheinlichkeitsaussagen** können aufgrund der Komplexität genetischer Sachverhalte viele Missverständnisse und Fehlinterpretationen entstehen, gerade auch im Hinblick darauf, wie diese Risiken zu handhaben sind (Calin-Jageman & Cumming, 2019; Gigerenzer, 2014). Die Problematik beruht hierbei nicht in der Prädiktivität der Aussage an sich, sondern vielmehr in der korrekten Beurteilung der tatsächlichen Aussagekraft einer Analyse. In der Öffentlichkeit und den Medien wird oft davon gesprochen, dass es ein „Brustkrebsgen" oder ein „Gedächtnisgen" gibt. Auf diese Weise wird der Eindruck erweckt, dass Gene deterministisch zur Ausprägung einer Erkrankung führen. Da bei kommerziellen Erbgut-Analysen in der Regel keine individuelle Aufklärung oder persönliche Beratung über Art, Aussagekraft und Tragweite der Analyse erfolgt, ist bei den jeweiligen Nutzern das Risiko vor falschen Annahmen oder fehlerhaften Rückschlüssen sowie unbedachter Entscheidungen beim Kauf eines Gentests besonders relevant (Ostergren et al., 2015). Im Besonderen kann es zu **Irrtümern und Über- oder Fehlinterpretationen** kommen (Ioannidis, 2018; Salinas et al., 2018). Zudem stellen die meisten Anbieter, die ihre Produkte in Deutschland verkaufen, ihre Erklärungen nicht auf Deutsch bereit; hierbei erscheint es zweifelhaft, dass die komplexen genetischen Inhalte in einer anderen Sprache exakt verstanden werden. Bei Online-Analysen wird eine genetische Beratung durch einen Arzt meist nicht angeboten und wenn, dann ist der Service für den Kunden mit zusätzlichen Kosten verbunden (Abschn. 4.1). Es erscheint fraglich, ob Nutzer diese Zusatzleistung unter dieser Voraussetzung überhaupt in Anspruch nehmen, sodass sie wahrscheinlich nicht über die vorhandenen Limitationen der Tests aufgeklärt werden. Ohne fachkundige Beratung und Aufklärung besteht die Gefahr, dass die Nutzer den Gentest in seiner Aussagekraft falsch einschätzen und irrtümlich von einem besonders hohen oder besonders niedrigem Risiko ausgehen, wodurch es zu Versäumnissen in der regulären medizinischen Vorsorge aber auch zu Änderungen der Lebensgestaltung kommen kann, die aufgrund falscher Annahmen zustande kommen. Die Möglichkeit, jederzeit auf seine eigenen genetischen Daten zugreifen zu können, und zugleich die Notwendigkeit, Wahrscheinlichkeitsaussagen in ihrer Bedeutung für die eigene Lebensführung interpretieren zu müssen, können es daher auch erschweren, ohne vorherige fachliche Aufklärung eine verantwortliche und verantwortbare Entscheidung für das eigene Leben und das persönliche Wohlergehen zu treffen. Auch nationale und internationale Fachgesellschaften beschäftigen sich mit dem Thema und haben Empfehlungen für Online-Gentests ausgesprochen (ACMG, 2016; ESHG, 2010; GfH, 2011; HGC, 2013). Konsens ist, dass eine fachgerechte Interpretation der genetischen Daten und die individuelle Erläuterung der komplexen genetischen Sachverhalte und der sich daraus ergebenden Krankheitsrisiken und Limitationen wesentlich für das Verständnis der korrekten Aussagekraft eines Gentests ist. Angesichts der dargelegten Defizite sehen manche Autoren in Online-Gentests nur eine **scheinbare Zunahme an Autonomie** und sprechen Gefahren der Täuschung an, wenn die Nutzer nicht angemessen über alle in Frage kommenden Risiken aufgeklärt und nicht vor falschen oder fehlerhaften Analysen bewahrt werden (Cullen, 2011). **Zusammenfassend** deckt die Marktanalyse zahlreiche Defizite bzgl. Nutzeraufklärung und Qualität der kommerziellen Gentests auf. Durch die aktuelle Gesetzeslage, die es zulässt, dass die meisten Gentests ohne gesetzliche Schutzbestimmungen durchgeführt werden, entstehen dem Nutzer weitreichende Nachteile für seine Gesundheit. Die Inanspruchnahme von Online-Gentests sollte jedoch nicht dazu führen, die Lebensperspektive von Menschen unsicherer zu machen, sondern dabei unterstützen, über die genetischen Befunde und ihre klinische Bedeutung zu informieren. Angesichts dieser Kritikpunkte geht Abschn. 5.4 der Frage nach, wie diese Situation vor dem Hintergrund einer ethischen Analyse zu bewerten ist und erarbeitet diesbezügliche Lösungsvorschläge.

5.4   Ethische Analyse und Lösungsvorschläge

Die begrenzte Anwendbarkeit des GenDG auf die kommerziellen Gentests und die damit für den Nutzer verbundenen Vor- und Nachteile werden in diesem Kapitel einer ethischen Betrachtung unterzogen, auf dessen Grundlage Lösungsmöglichkeiten entwickelt werden. Durch den permanenten medizinischen Fortschritt steht die Gesellschaft immer wieder vor neuen Grenzsituationen, die Reflexionen im Schnittfeld verschiedener Wissenschaftsdisziplinen erfordern. In diesem Kontext basiert die Ethik auf einem interdisziplinären Dialog zwischen Natur- und Geisteswissenschaften, der genau an der Schnittstelle nötig ist, wo das Gesetz die ausgleichende Balance zwischen den anscheinend unbeschränkten Möglichkeiten der Wissenschaft (dem wissenschaftlich Möglichen) und den ethischen Normen einer Gesellschaft (dem moralisch Akzeptablen) schaffen will. Mit dem rasanten Fortschritt der Gendiagnostik und den leicht verfügbaren genetischen Online-Testungen stellt sich die Frage der Abwendung eines möglichen Missbrauchs. In der vorliegenden Arbeit wird unter diesem Aspekt die aktuelle Regelung des GenDG beleuchtet. Die Marktanalyse verdeutlicht, dass interessierte Menschen eine Fülle von genetischen Testangeboten über das Internet erhalten und sogar ihr ganzes Genom online entschlüsseln lassen können (Tab. 4.8a). An dieser Stelle ergeben sich zwischen Ethik und Recht zentrale Berührungspunkte zur Lösung der Frage, wie die Chancen der Online-Gentests genutzt und die mit ihnen zusammenhängende Risiken minimiert werden können. Es soll diskutiert werden, wie der Staat den Einzelnen vor leichtfertigen Entscheidungen und vermeidbaren Risiken beim Kauf von Online-Gentests schützen kann, ohne dabei die freie Entscheidung für eine genetische Testung oder die Selbstbestimmung des Einzelnen bei der Wahl eines Gentests einzuschränken. Vor allem die große Vielzahl an Online-Gentests, die nahezu alle Bereiche des menschlichen Lebens ausfüllen (Abschn. 4.1), und der niedrigschwellige Zugang zu diesen Informationen durch die DTC-Angebote berühren zentrale Fragen ethischer Überlegungen zum Krankheitsverständnis, zur selbstbestimmten Lebensweise und gesellschaftlicher Verantwortung sowie Fragen zur Gerechtigkeit bei zunehmender Kommerzialisierung gesundheitlicher Dienstleistungen. Hierbei spielen auch grundlegende Überlegungen zum Menschenbild eine Rolle.

Die Darstellung von Lösungsansätzen setzt die Klärung der Frage voraus, welche Eigenschaften genetischen Daten zugrunde liegen und was wesentlich für sie ist. Denn **genetische Daten** haben unter den sowieso schon sensiblen Gesundheitsdaten **eine gewisse Sonderstellung**. Zunächst kann auf sehr einfachem Wege Untersuchungsmaterial gewonnen werden, da sogar an Haaren oder Hautschuppen z. B. an der Zahnbürste Genmaterial zu finden ist (Strachan, 2018). Mit wenig Ausgangsmaterial lässt sich eine große Menge an genetischen Informationen über einen Menschen in Erfahrung bringen. Die entstandenen Informationen sind äußerst langlebig und haben ein hohes Potenzial für Vorhersagen über den Gesundheitszustand eines Menschen. Im naturwissenschaftlichen Teil der Arbeit wird darauf hingewiesen, dass bisher nur Bruchteile des menschlichen Genoms entschlüsselt sind. Nach jetzigen Erkenntnissen ist somit nicht absehbar, welche weiteren Aussagen über die körperliche und psychische Konstitution anhand der vorhandenen Gendaten zukünftig noch getroffen werden können. Selbst wenn viele Gentests nicht unmittelbar auf eine erbliche Erkrankung untersuchen, sondern „nur" die genetische Herkunft einer Person bestimmen, ist es möglich, aus diesen Ergebnissen Kenntnisse über (zukünftige) gesundheitliche Beeinträchtigungen abzuleiten (Strachan, 2018, S. 421). Auch wenn eine Anonymisierung der Gensequenzen in den DTC-Datenbanken vorgenommen wird, fanden Wissenschaftler heraus, dass es selbst in großen Datensätzen möglich ist, Personen und deren Verwandte exakt zu identifizieren (Erlich & Narayanan, 2014; Gymrek & Erlich, 2013). Durch die stetig zunehmende Aussagekraft genetischer Daten und deren hohe identitätsrelevante Bedeutung erfordern genetische Untersuchungen und die daraus entstandenen Daten hohe Schutznormen, um Missbrauch und Nachteile für die Lebensgestaltung der Menschen und ihre Gesundheit zu verhindern. An dieser Stelle setzt die ethische Analyse des Themas an. Immer wenn neue Technologien und Möglichkeiten in das Leben der Menschen dringen, werden ethische Fragen des Schadens und ihres möglichen Missbrauchs relevant. Um das Ausmaß und das Eintreten eines solchen Schadens bestimmen zu können, kommt der Risikobeurteilung eine zentrale Bedeutung zu. Die Auswirkungen und Nachteile der online-basierten Gendiagnostik sind jedoch nicht exakt vorhersagbar, was die Vorhersage des Schadens erschwert. Das Gefahrenpotenzial kann zudem nicht präzise skaliert, sondern nur gedanklich eingeschätzt werden und birgt damit bei der Risiko-Chancen-Abwägung eine gewisse Unsicherheit. Für den Kontext solcher unsicheren Einschätzungen sind zahlreiche **ethische Handlungsmodelle** entwickelt worden (Bourguignon, 2015; Nida-Rümelin, 2012). Hierbei stellt das (oft bei gesundheitspolitischen Fragen herangezogene) **Vorsorgeprinzip** ein international etabliertes Entscheidungskriterium dar. In den Kontext der kommerziellen Gendiagnostik übertragen, bedeutet dies, dass die neuen Möglichkeiten der Online-Gendiagnostik nicht erst dann eingeschränkt werden sollten, wenn sie eindeutige wissenschaftliche Belege für den bereits eingetroffenen Schaden liefern, sondern schon präventiv vor Eintritt der Schädigung. Beim Vorsorgeprinzip geht es also nicht um die Abwehr eines konkret eingetroffenen Schadens, sondern um seine Prävention. Die Rechtfertigung einer Regulierung oder Einschränkung von Wissenschaft und Wirtschaft basiert oft auf dem Schutz höherer verfassungsrechtlicher Güter (Beckemper, 2011). Genau eine solche Verletzung von besonders schützenswerten Rechtsgütern, nämlich Leben und Gesundheit (Tab. 2.2), ist bei den kommerziellen Erbgut-Analysen anzunehmen. Dies zeigt auch die Erörterung der Nachteile von kommerziellen Gentests in Abschn. 5.3. Daher erscheint es sinnvoll, das Vorsorgepostulat im Kontext von Gendaten und deren Missbrauchspotenzial anzuwenden – gerade in Hinblick auf die Langlebigkeit und zunehmende prädiktive Vorhersagekraft der Daten sowie deren Einfluss auf das gesellschaftliche Leben. Transformiert man das Vorsorgeprinzip als normativen Bewertungsmaßstab auf die legislative Ebene, so lässt sich das Präventionsprinzip verwirklichen, indem man sich auf die Verhinderung von Nachteilen konzentriert und einen Schutz schon vor der Durchführung einer Genanalyse sicherstellt. Das Vorsorgeprinzip soll in diesem Sinne als Grundlage für die nachfolgenden Ausarbeitungen zu Lösungsmöglichkeiten angewandt werden. **Einige Lösungsansätze auf rechtlicher Ebene verwirklicht bereits das GenDG** und intendiert den Schutz vor Nachteilen aus der Gendiagnostik, indem es eine Akkreditierung zur Sicherstellung der technischen Qualität fordert und durch den Arztvorbehalt die Vornahme von genetischen Analysen auf bestimmte, fachlich dafür qualifizierte Berufsgruppen beschränkt. Hierbei unterliegt der Arzt nicht nur den gesetzlichen Bestimmungen des GenDG, sondern auch den Sorgfaltspflichten des BGB (Abschn. 5.2.1). In der Gesetzesbegründung zu § 7 GenDG war der Arztvorbehalt zudem unter dem Gesichtspunkt des „Schutzes der Bevölkerung" intendiert, um „Diagnoseleistungen nach rein kommerziellen Gesichtspunkten auf dem freien Markt" weitgehend auszuschließen (BT-Drucks. 16/10532, S. 25; Prütting, 2014, § 7 GenDG Rn. 2). Hiernach muss vor der genetischen Diagnostik ein persönliches Gespräch mit einem Arzt erfolgen, der neutral und ohne finanzielles Eigeninteresse über Wesen, Bedeutung und Tragweite sowie Aussagekraft des Gentests aufklärt (Abschn. 2.3.2, 5.2.1). Durch den Arztvorbehalt erhält der Patient fachlich korrekte Informationen über die Erkrankung und die Relevanz der Untersuchung sowie über die verbleibende Unsicherheit der klinischen Voraussagen. Sollte auf Grundlage des Testergebnisses eine medizinische Vorsorge nötig sein, kann diese sofort beginnen. Der Arztvorbehalt sowie die Pflicht zur Akkreditierung verwirklichen den präventiven Schutzgedanken und bewahren sowohl vor fehlender oder fehlerhaften Informationen als auch vor mangelnder Produktqualität. Da das GenDG jedoch als Voraussetzung für seine Geltungswirkung eine medizinische Zweckbestimmung vorsieht, muss einschränkend erwähnt werden, dass die hohen Schutzbestimmungen der Akkreditierung und des Arztvorbehaltes nur dann ihre Geltung entfalten, wenn die jeweilige genetische Untersuchung einem medizinischen Zweck unterliegt (Abschn. 5.2.2). **An dieser Stelle ergeben sich für die ethische Analyse**

mehrere Ansatzpunkte. Es stellt sich zunächst die Frage, ob es mit Blick auf das Vorsorgeprinzip und der eingangs erwähnten Besonderheit genetischer Daten sinnvoll ist, Gentests „ohne medizinischen Zweck" aus dem Anwendungsbereich des GenDG auszuklammern. Denn dies hat zur Folge, dass für diese Tests der Arztvorbehalt mit den Reglungen zu Aufklärung und Einwilligung nicht greifen und weder fachliche Qualifikations- noch Qualitätsanforderungen im Labor eingehalten werden müssen. Genauso verhält es sich bei Analysen des gesamten menschlichen Genoms oder Forschungsuntersuchungen, wenn vor der Analyse keine medizinische Zweckgebundenheit i.S.d. Gesetzes zu erkennen ist (Abschn. 5.2.2). Gerade Analysen des gesamten menschlichen Genoms (WGS) oder Exomanalysen (WES) können jedoch gravierende, z. T. schwer therapierbare Erkrankungen aufdecken und durch weiteren Erkenntnisgewinn in Zukunft enormes Vorhersagepotenzial für Krankheiten entwickeln. Nach Prüfung der Rechtslage hinsichtlich des GenDG gibt Tab. 5.1 Aufschluss darüber, dass 55,85 % der momentan übers Internet verfügbaren Testkategorien aufgrund der Zweckbegrenzung einer Genanalyse nicht in den Regelungsbereich des GenDG fallen und somit keinerlei ärztlicher Kontrolle oder technischer Qualitätssicherung unterliegen. Hierdurch können den Nutzern Nachteile entstehen, die mit weitreichenden Konsequenzen für die Gesundheit und Lebensgestaltung des Einzelnen und seiner Verwandten verbunden sind. Erschwerend kommt beim Vertrieb über das Internet hinzu, dass der eigentliche Zweck der Analyse nur dem Kunden selbst bekannt ist, und hierdurch die praktische Anwendung des GenDG mit der verankerten Zweckbestimmung noch einmal eine starke Limitation erfährt (Abschn. 5.2.2). Ob diese Regelung sinnvoll ist, erscheint vor dem Hintergrund eines präventiven Schutzgedankens zweifelhaft – zumal die klinische Unterscheidung eines medizinischen oder nicht-medizinischen Zwecks nicht präzise abzugrenzen ist: Ist eine Nahrungsmittelunverträglichkeit eine gesundheitliche Störung (z. B. Weizenunverträglichkeit bei Zöliakie) oder befriedigt diese Untersuchung nur das Interesse besonders nahrungs-empfindlicher Menschen? Aus medizinischer Sicht unterscheiden sich die entstandenen Gendaten nicht dadurch, zu welchem Zweck sie ursprünglich gewonnen wurden. Darüber hinaus können Ergebnisse aus den nicht geregelten Life-Style-Tests ebenfalls Auswirkungen auf die Gesundheit der Menschen haben (z. B. die „richtige" Ernährung). Unabhängig von ihrer initialen Zweckbestimmung liefern Gendaten regelmäßig Informationen über die genetische Konstitution eines Menschen und können auch indirekt Erkrankungen vorhersagen. Genetische Analysen mit medizinsicher als auch nicht-medizinischer Zwecksetzung bergen Ungewissheit bzgl. ihrer klinischen Vorhersagekraft, in beiden Fällen unterliegen die Gendaten oben ausgeführten Risiken. Daher gibt es große Streitgespräche darüber, ob es aus ethischer Perspektive vertretbar

ist, die Schutzpflichten des Staates mit dem Zweck der Untersuchung zu ver-
binden (Bartneck, 2009, 2019). Die Limitierung der Schutzanforderungen des
GenDG auf ganz bestimmte Regelungsbereiche erscheint vor dem Hintergrund
der vom Gesetzgeber grundsätzlich anerkannten Besonderheit genetischer Daten
(BT-Drucks. 16/10532, S. 16) zudem inkonsequent. Die durchgeführte Studie und
die hier dargelegten Betrachtungen zeigen, **dass die jetzige Gesetzesregelung
dazu führt, dass nicht die getesteten Personen an sich geschützt sind, sondern
nur diejenigen, die im Rahmen bestimmter Fragestellungen und Abklä-
rungszwecke untersucht werden (Tab. 5.1).** Darüber hinaus wird es durch den
zunehmenden Erkenntnisgewinn in der Gendiagnostik künftig immer schwerer
werden, einen medizinischen von einem nicht-medizinischen Zweck abzugrenzen. In Zukunft wird es daher aufgrund der bestehenden Regelungslücke immer
mehr Möglichkeiten geben, genetische Erbgut-Untersuchungen ohne gesetzliche
Qualitätsvorgaben durchzuführen. In Anbetracht des rasant wachsenden Online-
Marktes und der Life-Style-Tests als häufigste Testkategorie kann das Ziel, einen
präventiven Schutz vor Risiken sicherzustellen und genetische Daten gleich zu
behandeln, nur erreicht werden, wenn nicht ganze Anwendungsbereiche kom-
plett von der Gesetzgebung ausgeklammert werden. Daher sollten **unabhängig**
von ihrem Zweck **alle** genetischen Analysen von den Regelungen erfasst werden
und an eine vorherige ärztliche Aufklärung und Akkreditierung sowie Sicherstellung der Identität bei der Probenentnahme gebunden werden. Einschränkend
kann diskutiert werden, ob ein Arztvorbehalt für alle Testkategorien erforderlich ist oder ob nicht auch ein fachkundiger unabhängiger naturwissenschaftlicher
Sachverständiger (Apotheker, Biologe, Krankenschwester) die Beratung je nach
Testkategorie durchführen kann, so wie dies das GenDG für Herkunftsanalysen
zulässt (Abschn. 2.3.2). Dies soll jedoch im Rahmen dieser Arbeit nicht weiter
ausgeführt werden. Da das Direktmarketing der Gendiagnostikfirmen die traditionelle Arzt-Patienten-Beziehung unterläuft, kann zum Schutz vor irreführender
Information das **Werbeverbot** auf Online-Gentests ausgeweitet werden – so wie
es auch für verschreibungspflichtige Medikamente gilt. Zur Schließung obiger
Regelungslücke bestünde auch die Möglichkeit, alle Gentests, die außerhalb des
GenDG-Anwendungsbereiches liegen, zu unterbinden. Dies würde jedoch in die
Grundrechte derjenigen Menschen eingreifen, die Interesse an diesen Tests haben,
und würde ihre Entscheidungsfreiheit einschränken (Tab. 2.2). Durch die Ausübung des Rechts auf informationelle Selbstbestimmung ist es zunächst einmal
jedem gewährt, seine erblichen Veranlagungen zu kennen, wenn er das möchte.
Der Gesetzgeber räumt den Menschen sogar explizit im Kontext von Genana-
lysen ein „Recht auf Kenntnis der eigenen genetischen Konstitution" (Burgert,
2019, S. 49) und der nahen genetischen Abstammung (BVerfGE 79, 256) ein.

Ein **Verbot** wäre daher wahrscheinlich nicht umsetzbar. Zudem hätte ein solches Verbot in Anbetracht des weltweiten Verkaufs über das Internet wenig Einfluss. Denn an dieser Stelle ergibt sich zusätzlich der nicht unproblematische Umstand, dass die meisten Online-Anbieter aus dem Ausland agieren (Tab. 4.6) und die Bestimmungen nationaler Gesetze, wie das GenDG, umgehen können (Abschn. 5.2.2). Eine auf Deutschland beschränkte Regelung greift somit vor dem Hintergrund des weltweiten Marktes von Online-Gentests zu kurz. Eine **internationale Regelung** könnte einen größeren Konsens im Umgang mit Online-Gentests schaffen. Für eine einheitliche, zumindest den EU-Raum umfassende Lösung privater Erbgut-Analysen haben sich auch der ehemalige BÄK-Präsident Prof. Montgomery (BÄKground, 2014, S. 19) und der Deutsche Ethikrat ausgesprochen (Deutscher Ethikrat, 2014b, S. 178). Auch bei einer internationalen Regulierung sollten alle Testkategorien einer qualifizierten persönlichen Aufklärung und Beratung unterliegen. Das Internet ist global und grenzübergreifend und im damit verbundenen Welthandel wachsen Märkte mehr und mehr zusammen. Aber selbst innerhalb Europas gibt es bisher keine gemeinsamen Vorschriften für genetische Analysen und daher auch nicht für DTC-Tests. Borry, Kalokairinou und Rössler et al. geben einen Überblick über die verschiedenen Vorschriften für genetische Analysen in sieben europäischen Ländern und zeigen auf, wie stark fragmentiert die Regelungen sind (Borry et al., 2012; Kalokairinou et al., 2018; Rössler & Lemke, 2018). Nur in wenigen Ländern (wie Frankreich, Deutschland, Schweiz) sind genetische Analysen, teils mit zusätzlicher Zweckbindung, auf Ärzte beschränkt. Ein erster Schritt hin zu einer EU-weit einheitlichen Lösung könnten die am 25. Mai 2017 in Kraft getretenen EU-Verordnungen über Medizinprodukte und IVD sein, welche mit einer Übergangsfrist bis 2020 bzw. 2022 umgesetzt werden müssen (BMG, 2019). Mit der neuen Verordnung könnten sich die Qualitätsanforderungen für Online-Gentests europaweit vereinheitlichen und es würde mehr Transparenz auf dem Markt geschaffen werden (Amtsblatt EU, 2017). Das Lösungsmodell der IVD-V sieht angesichts der Gefahrenpotentiale von Online-Gentests vor, die **Zulassung** der Gentests auf dem EU-Markt so zu regeln, dass diese erst dann auf dem freien Markt gekauft werden können, wenn eine bestimmte Mindestqualität sichergestellt ist (BMG, 2019). Dies erscheint zum Schutze der Anwender vor schlechter Qualität der Gentests sinnvoll, geht jedoch mit Blick auf das dargestellte Vorsorgeprinzip nicht weit genug, da alle anderen Gefahren, bspw. die Fehlinterpretation der Gendaten, nicht behoben sind. Denn die klinische Validität, also wie geeignet der jeweilige Gentest ist, um das Vorliegen einer Erkrankung zu diagnostizieren oder ihr späteres Auftreten vorherzusagen, ist nicht Gegenstand dieser Verordnung und kann nur von einem Arzt oder je nach Testkategorie mglw. auch von einem naturwissenschaftlichen

Sachverständigen bewertet werden (Niemiec, Kalokairinou, & Howard, 2017). Bei der Suche nach einer internationalen Regelung kommt jedoch **erschwerend** die **Pluralität der Wertewelten** hinzu, die sich beim Verkauf der Gentests in viele Länder der Welt ergibt. Eine einheitliche rechtliche Lösung würde zwar den äußeren Rahmen bilden, der die Menschen unterschiedlicher Überzeugungen und moralischer Werte zusammenhält. Dass jedoch jedes Land in einem einheitlichen Normensystem handelt und in eine einheitliche rechtliche Form gießt, ist mit vielen Hürden verbunden (Hartmut, 2011). So proklamieren chinesische Studien aufgrund anderer gesellschaftlicher Wertevorstellungen keine Regulation von Online-Gentests mit der Begründung, dass alleine der Unterhaltungswert den uneingeschränkten Zugang rechtfertige (Chung & Ng, 2016). Zu Bedenken gilt bei o.g. Lösungsansätzen, dass eine zu strenge nationale oder EU-weite Regelung dazu führen kann, dass die DTC-Anbieter in Länder mit weniger strikten gesetzlichen Vorgaben abwandern und durch den internationalen Vertrieb der Produkte nationale Gesetze ausgehebelt werden. Dies könnte die Entstehung eines Schwarzmarkts begünstigen (Verbruggen, 2011). Bei Überlegungen zur Etablierung von Lösungsansätzen im weltweiten Markt der Online-Gentests spielen auch der **Verbraucherschutz** und eine unabhängige Verbraucheraufklärung sowie die **öffentliche Diskussion** eine wichtige Rolle. Eine öffentliche Diskussion könnte die Menschen für die Nachteile einer kommerziellen Erbgut-Analyse sensibilisieren. Sie kann die eher wissenschaftlich geführte Herangehensweise der Experten durch alltagspraktische Überlegungen ergänzen und den Austausch von Wertekonflikten fördern (Schicktanz & Naumann, 2003; Skorupinski & Ott, 2000). Auch der Verbraucherschutz soll in Einklang mit dem Vorsorgeprinzip präventiv ausgerichtet sein und umfasst die Gesamtheit aller Maßnahmen, die Menschen in ihrer Rolle als Verbraucher oder Konsumenten schützen sollen. Dies basiert auf der Überlegung, dass Verbraucher gegenüber den Herstellern weniger Fachwissen haben und dadurch keinen Nachteil erleiden sollen (Die Bundesregierung, 2019). Solch eine Situation ist für den Online-Markt von Gentests in hohem Maße zutreffend, denn ein medizinischer Laie kann wahrscheinlich weder den wachsenden Markt von Online-Gentests überblicken noch die Qualität der angebotenen Leistung beurteilen oder gar vergleichen. Zunehmend wird der Nutzer bei der Generierung und dem Umgang mit genetischem Wissen in eine Situation geraten, in der er immer mehr Verantwortung für die Nutzung und den Umgang mit eigenen genetischen Daten zugewiesen bekommt. Diese Verantwortungsübertragung ist aus ethischer Sicht jedoch nur zu vertreten, wenn der Verbraucherschutz erhöht und der Nutzer über die infrage stehenden Tatsachen vor der Analyse informiert wird. Von vielen Fachkommissionen wird daher eine **neutrale Informationsplattform** empfohlen (Deutscher Ethikrat, 2014b, S. 132;

EASAC, 2012; FEAM, 2012). Abgesehen von der prinzipiellen Schwierigkeit, komplexe Sachverhalte für verschiedene Zielgruppen angemessen zu erläutern, bietet eine solche öffentliche Informationsplattform die Möglichkeit, die DTC-Anbieter mit ihren Vor- und Nachteilen darzustellen und die Transparenz der DTC-Branche zu erhöhen. In den USA existiert bereits eine ähnlich aufgebaute Plattform für klinisch eingesetzte genetische Analysen, die als Vorlage für Online-Gentests dienen könnte (Genetic Testing Registry, 2019). Die in der vorliegenden Arbeit durchgeführte Studie zur DTC-Branche mit Informationen zu Testangeboten, genetischer Beratung und Akkreditierung kann hierzu einen Beitrag leisten.

Ein weiterer Aspekt ist bei der Erarbeitung von Lösungsansätzen wesentlich, der sich durch die **Monopolisierung privater Unternehmen** ergibt, wenn immer mehr private Gesundheitsleistungen auf dem freien Markt angeboten werden. Dadurch besteht die Gefahr, dass der weltweite Erkenntnisgewinn blockiert und nach und nach kommerzialisiert wird. Ein Beispiel aus der Vergangenheit ist das US-amerikanische Labor *Myriad Genetics*, welches über Jahre hinweg Marktführer in der genetischen Brustkrebsdiagnostik war und seine Erkenntnisse der klinischen Fachwelt verweigerte. Dies führte auf der ganzen Welt zu Nachteilen in der medizinischen Betreuung krebskranker Frauen (Cook-Deegan, 2012). Aber auch heute noch sind solche Privatisierungen gerade durch die Verkäufe der DTC-Gendaten an Pharmakonzerne denkbar (Abschn. 2.1). Die Privatisierung von Gesundheitsleistungen im Generellen und von Gentests im Besonderen kann ein **Veränderungspotenzial im Gesundheitswesen** in Gang setzen. Die Menschen nehmen dann mehr und mehr die Rolle eines Konsumenten ein, was ein Wandel im Rollenverständnis als Patient bedeuten kann (Saukko, 2013). Aber sie haben dann nicht mehr den haftungsrechtlichen Schutz wie ein Patient in einem regulierten Gesundheitssystem, in dem neben datenschutzrechtlichen und qualitativen Aspekten auch berufsrechtliche Sorgfaltspflichten z. B. zur ärztlichen Schweigepflicht eingehalten werden müssen (Abschn. 5.2.1). Die beschriebenen Auswirkungen von Online-Gentests auf die Kommerzialisierung von Gesundheitsdienstleistungen sowie auf die Gerechtigkeits-problematik, wenn der Zugriff auf Gendaten der medizinischen Fachwelt und der Patientenversorgung verweigert wird, sind eng verknüpft mit der Frage des verantwortlichen Handelns. An der Stelle der Reflexion über gesellschaftliche Verantwortung auf Grundlage allgemein anerkannter moralischer Normen und tugendethischer Grundsätze sei auf den „Ehrbaren Kaufmann" verwiesen, zu dem Raatzsch darlegt, dass der Wirtschaft nicht einfach die Ethik als Ergänzung hinzukommen kann (Raatzsch, 2014, S. 21, 88–91). Vielmehr sind Wirtschaft und Ethik integrativ miteinander verflochtene Bestandteile eines Ganzen. In einem anderen Kontext – aber inhaltlich vergleichbar – äußert sich auch der Deutsche Ethikrat und konkludiert, dass die ethische Reflexion um das Missbrauchspotenzial bei dem jeweiligen Wissenschaftler oder Manager selbst entstehen muss (Deutscher Ethikrat, 2014a, S. 190). In Anlehnung an das Vorsorgeprinzip sollte jedoch die Wirtschaft für die Risiken und der damit verbundenen Verantwortung sensibilisiert werden. Es könnte bspw. ein **Moratorium** zur Einhaltung von Standards einer guten Geschäftspraxis festgelegt werden (Schicha & Brosda, 2010, S. 293–303). Wenn auch ein solcher Kodex keine unmittelbare rechtliche Wirkung hat, so kann er doch eine faktische normative Bindungswirkung und eine Verhaltenssteuerung entfalten (Vöneky, 2012). Auch der Schutz vor falscher oder irreführender Produktvermarktung könnte durch einen freiwilligen „Code of Practice" eingeschränkt werden. Durch den internationalen Verkauf der Gentests wäre zudem ein staatenübergreifender Konsens im verantwortungsvollen Umgang mit den Gendaten erstrebenswert, deren Einhaltung durch die EU-Behörde European Medicines Agency kontrolliert werden kann. Dass die gesetzliche Lücke des GenDG durch freiwillige Codizes geschlossen werden kann, ist jedoch zu bezweifeln, wenn man die Erfahrungen in anderen Bereichen, wie z. B. der Versicherungswirtschaft zur Entgegennahme von genetischen Testergebnissen, zugrunde legt. Hier kam es erst durch eine gesetzliche Verankerung zum Einhalten bestimmter Regeln (Nationaler Ethikrat, 2007). Dies führt zu der Annahme, dass sensibilisierende Maßnahmen und Codizes nicht ausreichen, um einen präventiven Schutz sicherzustellen. Über die vorgeschlagenen verantwortungsfördernden Maßnahmen hinaus sind daher ergänzende rechtsbindende Gesetze erforderlich, wie sie im oberen Abschnitt der Arbeit beleuchtet werden.

Abgesehen von den erarbeiteten Lösungen zum gesetzlichen Handlungsbedarf soll die ethische Betrachtung abschließend auch Bezug auf einen breiteren gesellschaftlichen Kontext nehmen. Dabei sind Prinzipien der Gerechtigkeit und der Solidarität tragend. Der rasante Fortschritt der genetischen Diagnostik mit der leichten Verfügbarkeit von Online-Testungen kann auf das **Krankheits- und Selbstverständnis** der Menschen Einfluss nehmen. Viele Tests werden gemacht, um eine Anlage für eine bestimmte Erkrankung festzustellen (bspw. Demenz, Parkinson, Darmkrebs). Jedoch kann nicht verlässlich vorhergesagt werden, ob, und wenn ja, unter welchen Bedingungen die Krankheit tatsächlich zum Ausbruch kommt. Hieraus ergibt sich eine Diskrepanz zwischen genetischem Risiko und Manifestation der Erkrankung, und die Abgrenzung von „gesund" und „krank" wird unschärfer. Dadurch kann sich der Mensch in einen Zustand des „kranken Gesunden" oder „präsymptomatischen Kranken" versetzt fühlen (Tanner et al., 2016, S. 57). Dies kann zu einem veränderten Verständnis von Krankheit und Gesundheit führen und Einfluss auf den persönlichen und gesellschaftlichen

Tabelle 5.2 Chancen und Risiken von Online-Gentests

Chancen von Online-Gentests

- leichter Zugang über das Internet
- Anonymität bei der Veranlassung
- Wegfall von Wartezeiten beim Arzt
- niedrige Kosten
- Freiheit über die eigene genetische Konstitution Kenntnis zu erlangen
- Ausübung des Rechts auf informationelle Selbstbestimmung
- Zugewinn an selbstbestimmter Entscheidungsmöglichkeit
- stärkere eigenverantwortliche Gesundheitsvorsorge
- emotionale Entlastung durch „gutes" genetisches Risikoprofil
- Kostensenkung im Gesundheitswesen durch frühe Prävention mit höheren Heilungschancen

Risiken von Online-Gentests

(Fortsetzung)

Tabelle 5.2 (Fortsetzung)

- mangelnde Produktqualität durch
  - Defizite in klinischer, technischer und methodischer Validität
  - unzureichende wissenschaftliche Basis vieler Tests
  - unsachgemäße Probenentnahme durch den Kunden
- unzureichende Aufklärung der Nutzer, dadurch
  - Fehl-/ und Falschinterpretation der genetischen Ergebnisse
  - mangelndes Verständnis für die Tragweite einer genetischen Untersuchung
- mangelnde Transparenz und schlechte Vergleichbarkeit der DTC-Branche
- irreführende Produktvermarktung
- Hinweise auf datenschutzrechtliche Verstöße in den AGBs der Anbieter
- Verletzung des Rechts auf Nichtwissen Angehöriger durch Teilen der Gendaten
- Verweigerung einer Verantwortungsübernahme der DTC-Firmen für ihre Produktqualität
- unklare Haftungsansprüche bei fehlerhaftem Befund
- Entstehung eines Marktes für „Heimliche Gentests"
- Monopolisierung und Kommerzialisierung von Gendaten durch private Unternehmen mit Blockade des weltweiten Erkenntnisgewinns
- Einfluss von fachfremden Akteuren auf die DTC-Branche, z. B. Google
- Missbrauchspotenzial durch Dritte (Arbeitgeber, Versicherungen, Pharmakonzerne, Verkaufsplattformen)
- prädiktive Vorhersagekraft der gespeicherten Gendaten eröffnet weiteres Nutzungspotenzial
- Verfügbarkeit außerhalb des klassischen Gesundheitswesens mit geringerer Fachkompetenz
- globale Vernetzung der Gendaten und Etablierung von intransparenten Entscheidungsstrukturen und Automatisierungsprozessen, auf die der Kunde keinen Einfluss hat, z.B.
  - Erbgutanalysen als Grundlage für Werbung
- gesellschaftliche Konsequenzen durch Erheben des genetischen Risikoprofils, dadurch
  - verändertes Selbstverständnis als „gesunder Kranker"
  - Glaube an die Determiniertheit genetischer Daten
  - gesellschaftliche Benachteiligung eines Menschen mit bestimmten genetischen Eigenschaften
  - Entstehung eines gesellschaftlichen Drucks zur Untersuchung des genetischen Profils

Anmerkung:
Weitere Ausführungen und Einzelheiten in Abschn. 5.3.

Umgang mit diesen Phänomenen haben. Genetische Veränderungen als die allei-
nige Ursache einer Krankheit zu klassifizieren und den Menschen als vollständig
durch seine Gene vorhersehbar zu begreifen, hat den Begriff des „**Genetischen
Determinismus**" geprägt. Diese Haltung kann zur Folge haben, dass sich Betroffene sehr stark mit ihrem attestierten genetischen Risikoprofil identifizieren und
dass exogene Faktoren, die auf die Entstehung einer Krankheit Einfluss nehmen (z. B. Umweltfaktoren, Lebensweise), vernachlässigt werden. Dies birgt die
Gefahr, dass Menschen nicht mehr aufgrund ihres Befindens oder vorliegender
Krankheitszeichen als krank gelten, sondern alleine schon durch die Erfassung
ihres genetischen Risikoprofils. Daraus kann eine erhebliche Verunsicherung
resultieren und Symptome, welche nichts mit den genetischen Veränderungen zu
tun haben, könnten fehlgedeutet werden („normale" Muskelkrämpfe bei einem
Menschen, der positiv für Parkinson oder Chorea Huntington getestet wurde). Wie
die Gesellschaft mit dieser Diskrepanz zwischen genetischer Risikovorhersage
und subjektivem Krankheitsgefühl und aufgrund dieser Diskrepanz mit dem veränderten Selbstbild umgeht, bleibt abzuwarten. Möglich ist, dass Ängste oder ein
sozialer Rückzug sowie eine Vernachlässigung persönlicher Lebenspläne aufgrund
der genetisch-deterministischen Sichtweise entstehen. Auch das **Zugehörigkeits-
gefühl** zu einer ethnischen oder gesellschaftlichen Gruppe kann durch Erbgut-
Analysen beeinflusst werden. Darüber hinaus können genetische Testresultate zu
einer **Stigmatisierung** oder **Diskriminierung** von Menschen mit bestimmten
genetischen Eigenschaften führen. Es wäre möglich, dass im gesellschaftlichen
Kontext ein bestimmtes genetisches Merkmal als Makel deklariert wird und darüber ein ablehnendes Werturteil getroffen wird. Auch eine Ungleichbehandlung
aufgrund einer bestimmten genetischen Konstitution ist denkbar. Zwar können Gesetze Diskriminierungen aufgrund genetischer Eigenschaften einschränken
(wie bspw. das Diskriminierungsverbot in § 4 GenDG), aber damit sind noch nicht
die Risiken im gesellschaftlichen Leben eliminiert. Selbst eine umfassende ärztliche Aufklärung, die in der vorliegenden Arbeit als Lösungsmodell diskutiert wird,
kann eine gesellschaftliche Ungleichbehandlung nicht verhindern. Es ist denkbar,
dass genetische Risikoprofile unser Leben zukünftig sogar maßgeblich beeinflussen. Ein Beispiel sind die „Ability-Tests" für Kinder, auf deren Grundlage z. B.
der Bildungsweg eines Kindes festgelegt werden könnte. Eine solche Situation
ist nicht nur gedankliche Spielerei: In der Vergangenheit befürworteten Wissenschaftler die genetische Testung bei Babys auf deren Veranlagung zu aggressivem
Verhalten, um dann ihr Benehmen von Beginn an zu korrigieren (Cohen-Salmon,
2005). Ein weiterer gesellschaftlicher Aspekt lässt über die zukünftige Bedeutung
von Online-Gentests nachdenken. Der Trend Daten zu speichern und zu verar-
beiten erstreckt sich zunehmend auf den persönlichen Bereich der Menschen.

Die Digitalisierung eigener Gesundheitsdaten auf dem Smartphone und der Austausch bzw. die Vernetzung mit anderen wird immer beliebter (Sharon, 2017; Swan, 2012; Yetisen, Khademhosseini, & Butt, 2018). Die kommerziellen Gentests werden im Zuge der „Quantified Self"-Bewegung mit ihren Fitness- und Ernährungs-Apps sowie Tracking-Armbändern immer zahlreicher und avancieren mehr und mehr zum Modeartikel (Sharon, 2017). Es ist sogar denkbar, dass ein gesellschaftlicher Druck zur Inanspruchnahme von Online-Gentests entsteht. Um persönliche Profile zu erstellen, werden gesundheitsbezogene Informationen, psychologische Tests und Ergebnisse aus Erbgut-Analysen erfasst und dem Nutzer bereitgestellt (Quantified Self, 2018). Mittels immer besserer IT-gesteuerter Auswertungs-möglichkeiten können Erkenntnisse aus Gendaten mit anderen digitalen Informationen vernetzt werden (Stelzer et al., 2016). Dadurch verlagert sich die physische Welt zunehmend in eine digitale virtuelle Umgebung, in der der Mensch mit seinem genetischen Profil mehr und mehr „zum gläsernen Objekt" wird (Li et al., 2017; Saukko, 2013). So verknüpft das Unternehmen Forward, ein Start-up im Healthcare-Sektor, alle in verschiedenen Apps (Lauf-Apps, Gen-Apps, Herzfrequenz-Apps) gesammelten Daten, um daraus relevante medizinische Informationen abzuleiten (Forward, 2019; The New Yorker, 2018). Dies hat enormen Einfluss auf **die traditionelle Arzt-Patienten-Beziehung**, da die Menschen zunehmend durch Nutzung privater Leistungen von Gesundheitsanbietern ihre Erkrankung selbst „managen" (Kulzer, 2015). Welche Bedeutung Online-Gentests im Zuge der „Quantified Self"-Bewegung und dem „Internet of Things", der Kommunikation und Vernetzung der Dinge, erlangen wird, ist jetzt noch völlig offen. Doch vor allem die großen Big-Data-Sammler GAFA könnten Interesse an den digitalisierten Gendaten haben und sie in ihre Machine-Learning-Algorithmen implementieren (Cunningham, 2014). Welche Konsequenzen kann es für das gesellschaftliche Leben haben, wenn unser genetisches Profil Teil dieser Algorithmen wäre, auf dessen Grundlage wir Werbung, Partnervorschläge, Essens- und Weinempfehlungen, Freizeitaktivitäten oder Bildungsweg angeboten bekämen? Die vielleicht größte Herausforderung ist die Tatsache, dass mit jeder vernetzten Technologie Informationsasymmetrien und durch Automatisierungsprozesse oft intransparente Entscheidungsstrukturen etabliert werden. Es könnte einen erheblichen Kontrollverlust und einen Eingriff in die Selbstbestimmung des Menschen bedeuten. Die Evaluierung dieser Frage könnte Teil einer weiteren wissenschaftlichen Auseinander-setzung sein. **Zusammenfassend** ist festzustellen, dass mit dem GenDG zwar gesetzliche Schutznormen für genetische Untersuchungen verbindlich festgeschrieben wurden, jedoch greifen diese für online-basierte Erbgut-Analysen zu kurz. An dieser Stelle wird gesetzgeberischer Nachbesserungsbedarf aufgezeigt. Mit Blick auf die Risiko-Chancen-Abwägung zeigt die ethische Analyse, dass ein Schutz vor Nachteilen präventiv sein muss und die Einhaltung von Qualitätsstandards unabhängig davon gelten sollte, zu welchem Zweck und unter welchen Rahmenbedingungen genetisches Material und die daraus entstandenen genetischen Daten verwendet und verarbeitet werden. Unabhängig von der Zweckbestimmung sollte daher der Anwendungsbereich des Gesetzes auf alle genetischen Analysen erweitert werden. In Anbetracht des weltweiten Marktes für Online-Gentests rückt zudem die Bedeutung internationaler Regelungen in den Vordergrund. Eine tabellarische Darstellung der vorgestellten Chancen und Risiken von Online-Gentests sowie der erarbeiteten Lösungsansätze finden sich in Tab. 5.2 und 5.3.

Tabelle 5.3 Lösungsmodelle zur Regulierung von Online-Gentests

Lösungsmodelle
• medizinische Zweckbestimmung einer genetischen Analyse
• Etablierung eines Arztvorbehalt
• Erweiterung des Anwendungsbereiches des GenDG auf *alle* Testkategorien
• Verbot von Online-Gentests ohne Regelungsbereich
• Zulassungsbeschränkung mit Mindestqualitätsvorgaben
• unabhängige Verbraucheraufklärung
• neutrale und öffentliche Informationsplattform für Online-Gentests
• Moratorium der DTC-Firmen *„code of practice"*
• Werbeverbot für Online-Gentests in Anlehnung an verschreibungspflichtige Arzneimittel
• internationale einheitliche Regelung

5.5 Stärken und Schwächen der vorliegenden Arbeit

Die vorliegende Arbeit weist sowohl Stärken als auch Schwächen auf. Ein Vorteil der durchgeführten Studie zur DTC-Branche ist das strukturierte Vorgehen bei der Internet-recherche bzgl. der Wahl der Suchbegriffe sowie der Suchstrategie. Die Marktanalyse mit der Darstellung der DTC-Anbieter und deren Produkten wurde nach bestem Wissen bisher in keiner anderen Arbeit ähnlich umfangreich und detailgetreu dargestellt. Dadurch gelang es, ein umfassendes Bild der DTC-Branche zu erschaffen und statistisch aufzubereiten. Die rechtliche Bewertung und die ethische Debatte konnten somit auf die aktuell aktiven DTC-Anbieter konkretisiert werden. Die Internetrecherche weist jedoch auch Schwächen auf, die in Tab. 5.4 tabellarisch aufgeführt sind. Bei aller Einschränkung zeigt die durchgeführte

Studie dennoch eine repräsentative Anzahl an DTC-Anbietern, die ein Verbraucher von Deutschland aus über das Internet findet. Bei der Prüfung der Rechtslage
muss erwähnt werden, dass es bislang kaum Rechtsprechung zu verfassungsrecht-
lichen Fragen der genetischen Online-Testung gibt. Die Prüfung hinsichtlich des
GenDG erfolgt daher auf Grundlage des Gesetzeswortlauts, der Gesetzesausle-
gungen und -kommentierungen sowie der Richtlinien der GEKO. Die Arbeit setzt
den Fokus auf das GenDG, wodurch sich einige Limitationen ergeben, die in Tab.
5.5 dargestellt sind. Auch die ethische Analyse erfasste nur einen ausgewählten
Teil grundlegender Reflexionen. Die Darlegung ethischer Handlungsmodelle und
des Abwägungsprozesses sollten in einer weiteren Auseinandersetzung vertieft
werden. Trotz der Einschränkungen liefert die vorliegende Arbeit den grundle-
genden Beitrag, eine auf die aktuellen Online-Anbieter konkretisierte rechtliche
Bewertung hinsichtlich des GenDG zu erstellen und daraus Chancen und Risiken
sowie die ethische Problematik darzulegen.

Tabelle 5.4   Schwächen der durchgeführten Studie zur DTC-Branche

Schwächen	Problem	mögliche Lösung
Beschränkung der Auswertung auf die ersten drei Google-Seiten	nicht alle theoretisch verfügbaren Informationen werden erfasst	Erweiterung des Auswerte-Umfangs
Durchführung der Internetrecherche mit gleichen Internet-Browser	• Trefferanzahl variiert in Bezug auf vorherige Suchen (Uhlig, 2012, S. 96) • erschwerte Reproduzierbarkeit durch adaptives Verhalten der Suchmaschine z. B. durch "Cookies" • dieselbe Suche an verschiedenen PCs oder mit unterschiedlichen Benutzer-Einstellungen kann abweichende Ergebnisse produzieren	Verwendung eines anonymisierten Browsers z. B. TOR (Uhlig, 2012, S. 98)
kombinierte Suchstrategie aus deutschen und englischen Begriffen	nicht alle theoretische verfügbaren Informationen werden erfasst	Verwendung weiterer Sprachen (z. B. spanisch) zur Erhöhung der Trefferzahl
Einsatz von *Booleschen Operatoren* („AND") in der Suchstrategie	relevante Inhalte können durch Nicht- oder Teilerfüllung der gewählten Suchkombination herausgefiltert werden	Fortführen der Suchstrategie mit weiteren Operatoren zur Erhöhung der Trefferrelevanz (Koch, 2007, S. 40)
Beschränkung der Internetrecherche auf Google	abweichende Ergebnisse bei Verwendung einer anderen Suchmaschine sind möglich, da von den Suchmaschinen unterschiedliche Datenbanken als Grundlage für Suchanfragen benutzt werden (Uhlig, 2012, S. 116 ff.)	• ergänzende Verwendung einer weiteren Suchmaschine, z. B. Bing • Verwendung von Meta-Suchmaschinen, die mehrere Suchmaschinen parallel abfragen
Auswahl der Analyseinhalte der DTC-Branche	nicht alle für die DTC-Branche nötigen Informationen werden erfasst	Erweiterung des Analyse-Umfangs, z. B. Ergänzung von Preisinformationen zu den jeweiligen Gentests

Tabelle 5.5 Schwächen der rechtlichen Bewertung der DTC-Branche

Schwächen	Problem	mögliche Lösung
Fokussierung auf das GenDG bei der Prüfung der Rechtslage	Nichtbeachtung weiterer relevanter Rechtsgebiete zu Online-Gentests	Prüfung weiterer relevanter Rechtsbereiche im Rahmen einer weiteren wissenschaftlichen Auseinandersetzung, z. B. • hinsichtlich der DSGVO (Weichert, 2018, S. 22–31) • hinsichtlich der EU-Verbraucherrechterichtlinie 2011/83/EU (Phillips, 2016) • hinsichtlich der neuen In-vitro-Diagnostika-Verordnung • des anwendbaren Rechts bei grenzüberschreitenden Verträgen im Ausland. In diesem Zusammenhang können mehrere Rechtsbereiche berührt werden, z. B. das Datenschutzrecht, das Vertragsrecht und das außervertragliche Schuldrecht
Bewertung der DTC-Anbieter hinsichtlich des GenDG erfolgte ausschließlich auf Grundlage der zur Verfügung stehenden Informationen auf der Webseite des jeweiligen Anbieters	Es kann nicht ausgeschlossen werden, dass nach der Anmeldung oder Registrierung auf der Webseite, ein Kontakt zum Arzt vermittelt wird bzw. weitere Informationen zu dem genetischen Test bzw. dessen Ergebnis gegeben werden	Ob eine bestimmte genetische Untersuchung im konkreten Einzelfall in den Anwendungsbereich des GenDG fällt und ob die Anforderungen des GenDG eingehalten werden und etwaige Verstöße gegen das Gesetz zu ahnden sind, unterliegt einer detaillierten Einzelfallprüfung

Zusammenfassung und Ausblick 6

Die Arbeit greift die Frage nach der Rechtmäßigkeit von online verfügbaren Gentests auf und unterzieht sie einer differenzierten Betrachtung. Kern der Arbeit ist die rechtliche Bewertung hinsichtlich ausgewählter Aspekte des Gendiagnostikgesetzes (GenDG) und die damit verbundene ethische Debatte in Anbetracht der Chancen und Risiken, die mit kommerziellen Gentest-Angeboten einhergehen. Neben dem traditionellen Versorgungs-system ist ein internet-basierter Markt für Gen-Analysen – der sog. Direct-to-Consumer-Markt (DTC) – entstanden. Die Entwicklung dieses Marktes floriert, jedoch sind durch die neuen Testverfahren für die Nutzer z. T. schwerwiegende Risiken entstanden. Immer wieder berichten Studien in den USA über technische Mängel bei der Durchführung dieser Tests, die zu falschen oder fehlerhaften genetischen Testergebnissen führten und weitreichende gesundheitliche Konsequenzen für die Betroffenen zur Folge hatten (Schleit et al., 2019; Tandy-Connor et al., 2018). In Deutschland werden genetische Untersuchungen durch das GenDG kontrolliert und unterliegen strengen Auflagen zur ärztlichen Aufklärung und zur Einhaltung qualitativer Mindestvorgaben. Der Deutsche Ethikrat bezweifelt daher die Zulässigkeit von Online-Gentests nach deutschem Recht (Deutscher Ethikrat, 2014b).

Die vorliegende Studie zeigt, dass derzeit weltweit 210 Firmen in Deutschland eine große Auswahl an Gentests über das Internet verkaufen. Diese Tests sind auf nahezu alle Lebensbereiche des Menschen ausgerichtet. Die Palette genetischer Analysen reicht von der Auswahl des optimalen Partners über Vaterschaftstests bis hin zur Erhebung genetischer Risikoprofile für Krebserkrankungen oder die Vorhersage der Lebens-erwartung; sogar Analysen des gesamten menschlichen Genoms, mit denen in großem Umfang erbliche Erkrankungen diagnostiziert werden können, sind über das Internet bestellbar und können vom Kunden selbst ohne

C. Lehmann, *Online-Gentests*,
https://doi.org/10.1007/978-3-658-32504-6_6

ärztliche Begleitung durchgeführt werden. Die Arbeit weist bei diesen Tests zahlreiche Defizite in Bezug auf die Aufklärung der Nutzer und die Qualität der Tests nach. Jedoch hat die aktuelle Gesetzeslage nur eine geringe Schutzwirkung für die Nutzer von kommerziellen Gentests, da der Anwendungsbereich des GenDG auf vielfache Weise eingeschränkt ist. Die Arbeit führt den Nachweis, dass durch die Anwendungsbegrenzung des Gesetzes auf den „medizinischen Zweck" der Analyse der größte Teil der auf dem Markt befindlichen Erbgut-Tests außerhalb des Regelungsbereiches des GenDG liegt. Zudem werden durch den internationalen Verkauf der Tests nationale Bestimmungen ausgehebelt. Mit der aktuellen Regelung kann das GenDG die Nutzer nicht vor mangelnder Produktqualität und Fehlinterpretationen ihrer genetischen Daten schützen. Regulierende Maßnahmen sind daher dringend erforderlich, um einen verantwortungsvollen Umgang mit dem wachsenden Markt an frei zugänglichen Gentests durchzusetzen. Die ethische Analyse des Themas zeigt, dass der Schutz vor Nachteilen in Bezug auf kommerziell angebotene Erbgut-Analysen präventiv sein muss. Aus dieser Einsicht heraus werden verschiedene Lösungsansätze erarbeitet und Vorschläge für eine Novellierung oder Ergänzung der Gesetzeslage gemacht. Die Arbeit zeigt mögliche legislative Nachbesserungen auf und stellt heraus, dass der Anwendungsbereich des Gesetzes auf **alle** Gentests erweitert werden sollte und Regelungen entworfen werden müssen, die **unabhängig** von dem initialen Zweck der genetischen Analyse gültig sind. Durch den weltweiten Internetverkauf der Gentests, ist zudem die Diskussion einer internationalen Regelung von elementarer Bedeutung.

Seit Inkrafttreten des GenDG sind die Entwicklungen in der Gendiagnostik enorm. Mit Blickpunkt auf den aktuellen Rechtsrahmen ist jedoch festzustellen, dass das GenDG der neuen Entwicklung mit der Möglichkeit der genetischen Online-Analyse hinterherhinkt. Zwar ist das GenDG als geltendes Recht umfassend anzuwenden, entbindet jedoch nicht davon, die Angemessenheit der aktuellen Regelungen zu hinterfragen und die Gesetze an den technisch-wissenschaftlichen Fortschritt anzupassen und aktualisierte Regelungen zu entwerfen. Dies erfordert einen interdisziplinären Dialog, in dem juristische, medizinische und ethische Betrachtungen sowie die öffentliche Diskussion eine zentrale Rolle spielen. In Anbetracht der rasanten Entwicklung der Gendiagnostik wird diese Auseinandersetzung einem stetigen Wandel unterworfen sein.

Die naturwissenschaftliche Forschung im Allgemeinen und Online-Gentests im Besonderen bringen eine nachhaltige Veränderung der Lebenswelt mit sich, in der genetische Daten eine zunehmende Rolle spielen. Genetische Daten werden mehr und mehr als Entscheidungsgrundlage für zahlreiche Lebensbereiche herangezogen. Die Erhebung des genetischen Risikoprofils und die weltweite digitale

Vernetzung der Daten können das Krankheitsverständnis der Menschen verändern und sie in einen Zustand des „gesunden Kranken" versetzen sowie weitere Lebensbereiche stark beeinflussen. Die genannten Entwicklungen bringen große ethische Herausforderungen mit sich, die sich im Zuge ihrer Komplexität und schnellen Verfügbarkeit von Online-Gentests weiter verschärfen. Darüber hinaus sind die gesundheitsökonomischen Konsequenzen, die sich durch die zunehmende Inanspruchnahme von Online-Gentests für das deutsche Gesundheitswesen ergeben, kaum bekannt. Um dies zu untersuchen, wird die Autorin aufbauend auf den hier vorgelegten Ergebnissen mit dem Berufsverband Deutscher Humangenetiker eine weiterführende Studie vornehmen. Ziel ist es herauszuarbeiten, welche Erfahrungen die Ärzte in Deutschland mit Online-Gentests haben, warum die Menschen nach solchen Tests einen Arzt konsultieren und welche Folgekosten für das Gesundheitssystem entstanden sind.

Angesichts des neuen Themengebietes der Online-Gentests leistet die vorliegende Arbeit einen ersten Beitrag dazu, die DTC-Branche mit ihrem Produktportfolio statistisch aufzubereiten und für die Risiken zu sensibilisieren, die mit kommerziellen Erbgut-Analysen verbunden sind. Da die Darlegung der rechtlichen Situation sowie der legislativen Handlungsempfehlungen alleine hinsichtlich des GenDG nicht ausreichen, um den für Online-Gentests relevanten Rechtsrahmen darzulegen, sind weitere wissenschaftliche Auseinandersetzungen nötig. Die Arbeit mit ihrer rechtlichen und ethischen Darlegung der untersuchten Sachverhalte ist daher nur ein erster Anstoß für weitere Untersuchungen zu der komplexen Thematik.

Literaturverzeichnis

23andMe. (2019). Explore 23andMe genetic reports. Zuletzt geöffnet am 29.09.2019, URL: Explore 23andMe genetic reports.

ACMG. (2016). American College of Medical Genetics (ACMG): Direct-to-consumer genetic testing: a revised position statement of the American College of Medical Genetics and Genomics. *Genetics in medicine: official journal of the American College of Medical Genetics, 18*(2), 207.

Amgen. (2019). *Amgen wird deCODE Genetics, einen führenden Anbieter im Bereich der Humangenetik, übernehmen.* Zuletzt aufgerufen am 15.06.2019, URL: https://www.amgen.de/medien/news/117/amgen-wird-decode-genetics-einen-fhr enden-anbieter-im-bereich-der-humangenetik-bernehmen/.

Amtsblatt EU. (2017). *VERORDNUNG (EU) 2017/746 DES EUROPÄISCHEN PARLA-MENTS UND DES RATES vom 5. April 2017 über In-vitro-Diagnostika und zur Aufhebung der Richtlinie 98/79/EG und des Beschlusses 2010/227/EU der Kommission.*

AncestryDNA. (2018). *Spotify.* Zuletzt aufgerufen am 03.07.2019, URL: https://www.anc estry.com/cs/spotify.

AncestryDNA. (2019). Our Story. Zuletzt aufgerufen am 03.07.2019, URL: https://www.ancestry.com/corporate/about-ancestry/our-story.

Anderson, A. E., Flores, K. G., Boonyasiriwat, W., Schwartz, M. D., Samadder, J., Boucher, K., & Kinney, A. Y. (2014). Interest and informational preferences regarding genomic testing for modest increases in colorectal cancer risk. *Public health genomics, 17*(1), 48–60.

Ayday, & Tsudik. (2015). Whole genome sequencing: Revolutionary medicine or privacy nightmare? *Computer, 48*(2), 58–66.

BÄKground. (2014). Informationsdienst der Bundesärztekammer, August 2014.

Bartneck. (2009). Das Gendiagnostikgesetz: Ein lückenhafter Schutz. *Gen-ethischer Informationsdienst*, 50–54.

Bartneck. (2019). Versprechen Präzisionsmedizin. *Gen-ethischer Informationsdienst*, 10.

Baum, F. (2016). *The new public health*: Oxford University Press.

Beckemper. (2011). Das Rechtsgut „Vertrauen in die Funktionsfähigkeit der Märkte" *Zeitschrift für Internationale Strafrechtsdogmatik.*

Berwouts, & Dequeker. (2012). Quality assurance practices in Europe: a survey of molecular genetic testing laboratories. *Eur J Hum Genet, 20*(11), 1118–1126. doi:https://doi.org/10.1038/ejhg.2012.125

BIS Research. (2019). Global Direct-to-Consumer Genetic Testing Market to Reach $6.36 Billion by 2028.

Blell, & Hunter. (2019). Direct-to-Consumer Genetic Testing's Red Herring: "Genetic Ancestry" and Personalized Medicine. *Frontiers in medicine, 6.*

Bloss, C. S., Schork, N. J., & Topol, E. J. (2011). Effect of direct-to-consumer genomewide profiling to assess disease risk. *New England Journal of Medicine, 364*(6), 524–534.

Bloss, C. S., Schork, N. J., & Topol, E. J. (2013). Impact of direct-to-consumer genomic testing at long term follow-up. *Journal of medical genetics, 50*(6), 393–400.

BMG. (2019). Neue EU-Verordnungen. Zuletzt aufgerufen am 15.06.2019, URL: https://www.bundesgesundheitsministerium.de/themen/gesundheitswesen/medizinprodukte/neue-eu-verordnungen.html.

Borry, P., & Cornel, M. C. (2010). Where are you going, where have you been: a recent history of the direct-to-consumer genetic testing market. *Journal of community genetics, 1*(3), 101–106.

Borry, P., Van Hellemondt, R. E., Sprumont, D., Curren, L., Kaye, J., Nys, H., & Howard, H. (2012). Legislation on direct-to-consumer genetic testing in seven European countries. *European Journal of Human Genetics, 20*(7), 715.

Bourguignon, D. (2015). The precautionary principle: Definitions, applications and governance. *Eur. Parliam. Res. Serv, 573,* 876.

BT-Drucks. 16/10532. *Drucksache des Deutschen Bundestages vom 13.10.2008: Entwurf eines Gesetzes über genetische Untersuchungen bei Menschen (Gendiagnostikgesetz – GenDG).*

Burgert, V. (2019). *Die genetische Beratung im Spannungsfeld zwischen Selbstbestimmung und Drittinteressen: Zugleich eine aktuelle Untersuchung zur ärztlichen Schweigepflicht im Bereich der Humangenetik* (Vol. 828): utzverlag GmbH.

Calin-Jageman, & Cumming. (2019). The New Statistics for better science: Ask how much, how uncertain, and what else is known. *The American Statistician, 73*(sup1), 271–280.

Caulfield, T., Borry, P., Toews, M., Elger, B. S., Greely, H. T., & McGuire, A. (2015). Marginally scientific? Genetic testing of children and adolescents for lifestyle and health promotion. *Journal of Law and the Biosciences, 2*(3), 627.

Ceyhan-Birsoy, O., Murry, J. B., Machini, K., Lebo, M. S., Timothy, W. Y., Fayer, S., . . . Parad, R. B. (2019). Interpretation of genomic sequencing results in healthy and Ill newborns: results from the BabySeq project. *The American Journal of Human Genetics, 104*(1), 76–93.

Christiansen, C., & Gerdes, A. (2017). Advantages and disadvantages of direct-to-consumer genetic tests. *Ugeskrift for laeger, 179*(11).

Chung, M. W. H., & Ng, J. C. F. (2016). Personal utility is inherent to direct-to-consumer genomic testing. *Journal of Medical Ethics, 42*(10), 649–652.

Claire Maldarelli. (2015). 23andMe Discloses Police Requests For Customers' DNA. *PopSci.*

Cohen-Salmon. (2005). Troubles des conduites chez l'enfant et l'adolescent.

Cook-Deegan, R. (2012). Law and science collide over human gene patents. *Science, 338*(6108), 745–747.

Cramer. (2011). Das neue Gendiagnostikgesetz (GenDG); Ausführungsbestimmungen und Konsequenzen für die Praxis. *ZMRG, 6,* 357.

Credence Research. (2018). Direct-To-Consumer (DTC) Genetic Testing Market Zuletzt aufgerufen am 29.09.2019, URL: https://www.credenceresearch.com/report/direct-to-consumer-genetic-testing-market.

Cullen, P. (2011). Ethischer und rechtlicher Rahmen der Gendiagnostik im genomischen Zeitalter. *Ethik in der Medizin, 23*(3), 237–241.

Cunningham, M. (2014). Next generation privacy: The internet of things, data exhaust, and reforming regulation by risk of harm. *Groningen Journal of International Law, 2.*

Darst, Madlensky, & Bloss. (2014). Characteristics of genomic test consumers who spontaneously share results with their health care provider. *Health communication, 29*(1), 105–108.

De Ligt, J., Willemsen, M. H., Koolen, D. A., De Vries, P., & Gilissen, C. (2012). Diagnostic exome sequencing in persons with severe intellectual disability. *New England Journal of Medicine, 367*(20), 1921–1929.

de Roos, A. M., & Persson, L. (2013). *Population and community ecology of ontogenetic development* (Vol. 59): Princeton University Press.

Deng, H., Wang, P., & Jankovic, J. (2018). The genetics of Parkinson disease. *Ageing research reviews, 42,* 72–85.

Deutscher Ethikrat. (2014a). Biosicherheit – Freiheit und Verantwortung in der Wissenschaft. *Jahrbuch für Wissenschaft und Ethik.*

Deutscher Ethikrat. (2014b). Die Zukunft der genetischen Diagnostik – von der Forschung in die klinische Anwendung. *Jahrbuch für Wissenschaft und Ethik, 18*(1).

Die Bundesregierung. (2019). *Verbraucherschutz und DSGVO.* Zuletzt geöffnet am 03.07.2019, URL: https://www.bundesregierung.de/breg-de/suche/ein-jahr-dsgvo-161 3100.

Dohany, L., & Zakalik, D. (2012). Psychological distress with direct-to-consumer genetic testing: a case report of an unexpected BRCA positive test result. *Journal of genetic counseling, 21*(3), 399–401.

Dudley, Brenner, & Parts. (2014). *Personalized medicine: from genotypes, molecular phenotypes and the quantified self, towards improved medicine.* Paper presented at the Pacific Symposium on Biocomputing Co-Chairs.

Duesberg. (2017). *e-Health 2017: Informations- und Kommunikationstechnologien im Gesundheitswesen*: Medical Future Verlag.

EASAC. (2012). Direct-to-consumer genetic testing. *European Academies Science Advisory Council.*

Edwards, E. A., Lumsden, J., Rivas, C., Steed, L., Edwards, L., Thiyagarajan, A., . . . Munafò, M. (2016). Gamification for health promotion: systematic review of behaviour change techniques in smartphone apps. *BMJ open, 6*(10), e012447.

Eissenberg, J. (2017). Direct-to-Consumer Genomics: Harmful or Empowering?: It is important to stress that genetic risk is not the same as genetic destiny. *Missouri medicine, 114*(1), 26.

Erlich, Y. (2018). Identity inference of genomic data using long-range familial searches. *Science, 362*(6415), 690–694.

Erlich, Y., & Narayanan, A. (2014). Routes for breaching and protecting genetic privacy. *Nature Reviews Genetics, 15*(6), 409.

ESHG. (2010). Statement of the European Society of Human Genetics (ESHG) on direct-to-consumer genetic testing for health-related purposes. *European Journal of Human Genetics, 18*(12), 1271.

FDA. (2013). The FDA Warns Against the Use of Many Genetic Tests with Unapproved Claims to Predict Patient Response to Specific Medications. Zuletzt aufgerufen am 16.06.2019, URL: https://www.fda.gov/medical-devices/safety-communications/fda-warns-against-use-many-genetic-tests-unapproved-claims-predict-patient-response-spe cific.

FDA. (2019). EVALUATION OF AUTOMATIC CLASS III DESIGNATION FOR The 23andMe Personal Genome Service (PGS) Pharmacogenetic Reports. Zuletzt aufgerufen am 15.06.2019, URL: https://www.accessdata.fda.gov/cdrh_docs/reviews/DEN180 028.pdf.

FEAM. (2012). Direct-to-consumer genetic testing for health-related purposes in the European Union: the view from EASAC and FEAM. *European Academies Science Advisory Council.*

Forbes. (2015). Seven Months After FDA Slapdown, 23andMe Returns With New Health Report Submission. Zuletzt aufgerufen am 15.06.2019, URL: https://www.forbes.com/ sites/roberthof/2014/06/20/seven-months-after-fda-slapdown-23andme-returns-with-new-health-report-submission/#42c2a5d1315f.

Forward. (2019). Connecting clinical teams. Zuletzt aufgerufen am 22.09.2019, URL: https://goforward.com.

Fox, S. (2013). After Dr Google: peer-to-peer health care. *Pediatrics, 131*(Supplement 4), S224–S225.

GEKO. (2012). *Richtlinie der Gendiagnostik-Kommission (GEKO) für die Anforderungen an die Durchführung genetischer Analysen zur Klärung der Abstammung und an die Qualifikation von ärztlichen und nichtärztlichen Sachverständigen gemäß §23 Abs.2 Nr.4 und Nr.2b GenDG.* Zuletzt aufgerufen am 03.07.2019, URL: https://www.rki.de/DE/Content/Kommissionen/GendiagnostikKommission/Richtl inien/RL_Qualifikation_Abstammungsbegutachtung.pdf?__blob=publicationFile.

GEKO. (2013). *Richtlinie der Gendiagnostik-Kommission (GEKO) für die Anforderungen an die Durchführung genetischer Analysen zur Klärung der Abstammung und an die Qualifikation von ärztlichen und nichtärztlichen Sachverständigen gemäß §23 Abs.2 Nr.4 und Nr.2b GenDG.* Zuletzt aufgerufen am 03.07.2019, URL: https://www.rki.de/DE/Content/Kommissionen/GendiagnostikKommission/Richtl inien/RL_Qualifikation_Abstammungsbegutachtung.pdf?__blob=publicationFile.

GEKO. (2017). *Richtlinie der Gendiagnostik-Kommission (GEKO) für die Anforderungen an die Inhalte der Aufklärung bei genetischen Untersuchungen zu medizinischen Zwecken gemäß § 23 Abs. 2 Nr. 3 GenDG.* Zuletzt aufgerufen am 03.07.2019, URL: https://edoc.rki.de/bitstream/handle/176904/213/29jSQqkWwJmg.pdf?sequence= 1&isAllowed=y.

Genenger. (2011). Probenentnahme zur Klärung der Abstammung ohne Arztvorbehalt? – Offene Fragen des GenDG. *MedR, 29*(1), 18–20.

Genetic Testing Registry. (2019). *Genetic Testing Registry.* Zuletzt aufgerufen am 03.07.2019, URL: https://www.ncbi.nlm.nih.gov/gtr/.

GenomeWeb. (2015). AncestryDNA, Calico to Collaborate on Genetics of Human Longevity. *genomeweb.*

Gentry, & Lapid. (2019). Evidence for telehealth group-based treatment: A systematic review. *Journal of telemedicine and telecare, 25*(6), 327–342.

GfH. (2011). Deutsche Gesellschaft für Humangenetik (GfH), Stellungnahme zu „Direct-to-Consumer" (DTC)-Gentests. *J Hum Genet, 82,* 593–599.

Gigerenzer, G. (2014). *Das Einmaleins der Skepsis: über den richtigen Umgang mit Zahlen und Risiken*: eBook Berlin Verlag.

Ginsburg, G. S., & Willard, H. F. (2009). *Essentials of genomic and personalized medicine*: Academic Press.

Global Industry Analysts. (2019). *Genetic Testing – Market, Analysis, Trends and Forecasts.* Zuletzt aufgerufen am 03.07.2019, URL: https://www.strategyr.com/market-rep ort-genetic-testing-forecasts-global-industry-analysts-inc.asp.

Global Market Insights. (2019). DIRECT-TO-CONSUMER GENETIC TESTING MARKET SIZE *Global Market Insights.* Zuletzt aufgerufen am 29.09.2019, URL: https:// www.gminsights.com/industry-analysis/direct-to-consumer-dtc-genetic-testing-market.

Gollust, & Bernhardt. (2012). Motivations and perceptions of early adopters of personalized genomics: perspectives from research participants. *Public health genomics, 15*(1), 22–30.

Guerrini, & McGuire. (2018). Should police have access to genetic genealogy databases? Capturing the Golden State Killer and other criminals using a controversial new forensic technique. *PLoS biology, 16*(10), e2006906.

Gymrek, & Erlich. (2013). Identifying personal genomes by surname inference. *Science, 339*(6117), 321–324.

Hart, M. R., Biesecker, B. B., Blout, C. L., Christensen, K. D., Amendola, L. M., Bergstrom, K. L., . . . Conlin, L. K. (2019). Secondary findings from clinical genomic sequencing: prevalence, patient perspectives, family history assessment, and health-care costs from a multisite study. *Genetics in Medicine, 21*(5), 1100.

Hartmut, I. (2011). *Verantwortung und Moral in der Wirtschaft – mehr als ein frommer Wunsch?* : Königshausen & Neumann.

Heidemann, Gal, & Schillhorn. (2014). Online-Gentests – zwischen Regelungsbedarf und Selbstbestimmung. *Gesundheit und Pflege, 3,* 96–105.

Hendricks-Sturrup, R. M., & Lu, C. Y. (2019). Direct-to-Consumer Genetic Testing Data Privacy: Key Concerns and Recommendations Based on Consumer Perspectives. *Journal of personalized medicine, 9*(2), 25.

HGC. (2013). The Human Genetics Commission. The perspective from EASAC and FEAM on direct-to-consumer genetic testing for health-related purposes. *European Journal of Human Genetics, 21*(7), 703.

Hicks, Dotson, & Elder. (2019). Precision pharmacotherapy: Integrating pharmacogenomics into clinical pharmacy practice. *Journal of the American College of Clinical Pharmacy, 2*(3), 303–313.

Hildt, E. (2006). *Autonomie in der biomedizinischen Ethik: Genetische Diagnostik und selbstbestimmte Lebensgestaltung*: Campus.

Hollands, G. J., French, D. P., Griffin, S. J., Prevost, A. T., Sutton, S., King, S., & Marteau, T. M. (2016). The impact of communicating genetic risks of disease on risk-reducing health behaviour: systematic review with meta-analysis. *bmj, 352,* i1102.

Hübner, M. (2016). Dr. Google setzt Ärzte unter Druck. *Schmerzmedizin, 32*(5), 64–64.

Huml, Sullivan, & Sehgal. (2019). Consistency of Direct to Consumer Genetic Testing Results Among Identical Twins. *The American journal of medicine.*

Hussy, W., Schreier, M., & Echterhoff, G. (2010). *Forschungsmethoden in psychologie und sozialwissenschaften-für bachelor*: Springer-Verlag.

Ioannidis. (2018). Replication validity of genetic association studies. *Nature genetics, 29*(3), 306.

James, K. M., Cowl, C. T., Tilburt, J. C., Sinicrope, P. S., Tiedje, K., & Koenig, B. A. (2011). *Impact of direct-to-consumer predictive genomic testing on risk perception and worry among patients receiving routine care in a preventive health clinic.* Paper presented at the Mayo Clinic Proceedings.

Jiménez. (2016). *Wie Genetic Profiling den Leistungssport verändert.*

Joyner, & Paneth. (2015). Seven questions for personalized medicine. *Jama, 314*(10), 999–1000.

Kalokairinou, L., Howard, H. C., Slokenberga, S., Fisher, E., Kapelenska-Pregowska, J., & Kováč, P. (2018). Legislation of direct-to-consumer genetic testing in Europe: a fragmented regulatory landscape. *Journal of community genetics, 9*(2), 117–132.

Kern. (2012). *Gendiagnostikgesetz: Kommentar*: Beck.

Koch, D. (2007). *Suchmaschinen-Optimierung: Website-Marketing für Entwickler*: Addison-Wesley Verlag.

Koeller, D. R., Uhlmann, W. R., Carere, D. A., Green, R. C., Roberts, J. S., & Group, P. S. (2017). Utilization of genetic counseling after direct-to-consumer genetic testing: findings from the impact of Personal Genomics (PGen) study. *Journal of genetic counseling, 26*(6), 1270–1279.

Kulzer, B. (2015). Arzt-Patienten-Beziehung: Im digitalen Zeitalter grundlegend verändert. *Dtsch Arztebl International, 112*(43). Retrieved from https://www.aerzteblatt.de/int/art icle.asp?id=172722

Kutz, G. (2010). *Direct-to-Consumer genetic tests: misleading test results are further complicated by deceptive marketing and other questionable practices: congressional testimony*: DIANE publishing.

Laufs/Kern. (2010). *Handbuch des Arztrechts*: Verlag C. H. Beck München.

Lee, K., Hoti, K., Hughes, J. D., & Emmerton, L. (2014). Dr Google and the consumer: a qualitative study exploring the navigational needs and online health information-seeking behaviors of consumers with chronic health conditions. *Journal of medical Internet research, 16*(12), e262.

Leighton. (2012). The general public's understanding and perception of direct-to-consumer genetic test results. *Public health genomics, 15*(1), 11–21.

Lek, M., Karczewski, K. J., Minikel, E. V., O'Donnell-Luria, A. H., Ware, J. S., Hill, A. J., & Cummings, B. B. (2016). Analysis of protein-coding genetic variation in 60,706 humans. *Nature, 536*(7616), 285.

Li, M., Diamandis, E. P., Grenache, D., Joyner, M. J., Holmes, D. T., & Seccombe, R. (2017). Direct-to-Consumer Testing. *Clin Chem, 63*(3), 635–641. doi:https://doi.org/10.1373/clinchem.2016.260349

Loi, M. (2016). Direct to consumer genetic testing and the libertarian right to test. *Journal of Medical Ethics, 42*(9), 574–577.

Loos, M., & Luzak, J. (2016). Wanted: a bigger stick. On unfair terms in consumer contracts with online service providers. *Journal of consumer policy, 39*(1), 63–90.

Mand, C. (2012). Predictive genetic testing in minors for late-onset conditions: a chronological and analytical review of the ethical arguments. *Journal of Medical Ethics, 38*(9), 519–524.

Mathews, R. (2012). Direct-to-consumer genetic testing for addiction susceptibility: a premature commercialisation of doubtful validity and value. *Addiction, 107*(12), 2069–2074.

McBride. (2010). Consumers' views of direct-to-consumer genetic information. *Annual review of genomics and human genetics, 11*, 427–446.

McBride, & Kaphingst. (2010). The behavioral response to personalized genetic information: will genetic risk profiles motivate individuals and families to choose more healthful behaviors? *Annual review of public health, 31*, 89–103.

McGuire, A. L., & Burke, W. (2008). An unwelcome side effect of direct-to-consumer personal genome testing: raiding the medical commons. *Jama, 300*(22), 2669–2671.

Medina, R., & Waters, N. (2019). Social Network Analysis. *Handbook of Regional Science*, 1–21.

Middleton, & Howard. (2017). Direct-to-consumer genetic testing: where and how does genetic counseling fit? *Per Med, 14*(3), 249–257. doi:https://doi.org/10.2217/pme-2017-0001

Mills, P. (2010). The sense of proportion: two thoughts about the governance of direct-to-consumer genetic testing for children. *Genomics, Society and Policy, 6*(3), 71.

Nationaler Ethikrat. (2007). Prädiktive Gesundheitsinformationen beim Abschluss von Versicherungen. *Stellungnahme. Berlin, 1.*

Nida-Rümelin, J. (2012). *Risikoethik*: Walter de Gruyter.

Nielsen, & El-Sohemy. (2014). Disclosure of genetic information and change in dietary intake: a randomized controlled trial. *PloS one, 9*(11), e112665.

Niemiec, E., Kalokairinou, L., & Howard, H. C. (2017). Current ethical and legal issues in health-related direct-to-consumer genetic testing. *Per Med, 14*(5), 433–445.

Ostergren, J. E., Gornick, M. C., Carere, D. A., Green, R. C., Roberts, J. S., & Group, P. S. (2015). How well do customers of direct-to-consumer personal genomic testing services comprehend genetic test results? Findings from the impact of personal genomics study. *Public health genomics, 18*(4), 216–224.

Pandya. (2019). *The Rise Of Genetic Testing Companies And DNA Data Race*. Zuletzt aufgerufen am 03.07.2019, URL: https://www.forbes.com/sites/cognitiveworld/2019/04/01/the-rise-of-genetic-testing-companies-and-dna-data-race/.

Parekh, N., & Shrank, W. H. (2018). Dangers and opportunities of direct-to-consumer advertising. In: Springer.

Pauley, Nixon, & Sterling. (2019). Understanding and Impact of Negative Direct-to-Consumer BRCA Test Results: A Pilot Study.

Phillips. (2016). Only a click away—DTC genetics for ancestry, health, love… and more: A view of the business and regulatory landscape. *Applied & translational genomics, 8*, 16–22.

Plöthner, & Schulenburg, v. d. (2017). Health-Related Genetic Direct-to-Consumer Tests in the German Setting: The Available Offer and the Potential Implications for a Solidarily Financed Health-Care System. *Public health genomics, 20*(4), 203–217.

Prütting. (2014). *Fachanwaltskommentar Medizinrecht*: Luchterhand.

Quantified Self. (2018). *Quantified Slef in Deutschland*. Zuletzt aufgerufen am 16.09.2019; URL: https://qsdeutschland.de/info/.

Raatzsch, R. (2014). *Ehrbare Kaufleute: Eine philosophische Betrachtung*: Springer VS.

Rafiq, M., & Boccia, S. (2015). Direct-to-consumer genetic testing: a systematic review of European guidelines, recommendations, and position statements. *Genetic testing and molecular biomarkers, 19*(10), 535–547.

Ram, N., Guerrini, C. J., & McGuire, A. L. (2018). Genealogy databases and the future of criminal investigation. *Science, 360*(6393), 1078–1079.

Regalado. (2019). More than 26 million people have taken an at-home ancestry test. *MIT Technology Review.*

Research and Markets. (2019a). Europe Genetic Testing Market – Growth, Trends, and Forecast (2019 – 2024). *Research and Markets.*

Research and Markets. (2019b). Global Direct-to-Consumer Genetic Testing (DTC-GT) Market: Focus on Direct-to-Consumer Genetic Testing Market by Product Type, Distribution Channel, 15 Countries Mapping, and Competitive Landscape – Analysis and Forecast, 2019–2028. *Research and Markets.*

Reuter, & Winkler. (2014). Gentests via Internet–Die Zulässigkeit nach deutschem Recht. *Medizinrecht, 32*(4), 220–229.

Roberts. (2017). Direct-to-consumer genetic testing: user motivations, decision making, and perceived utility of results. *Public health genomics, 20*(1), 36–45.

Roberts. (2019). Assessing the Psychological Impact of Genetic Susceptibility Testing. *Hastings Center Report, 49*, S38–S43.

Roberts, & Ostergren. (2013). Direct-to-consumer genetic testing and personal genomics services: a review of recent empirical studies. *Current genetic medicine reports, 1*(3), 182–200.

Roberts, & Thomas. (2011). Self diagnosis of Lynch syndrome using direct to consumer genetic testing: a case study. *Journal of genetic counseling, 20*(4), 327–329.

Rössler, F., & Lemke, J. R. (2018). Legislation on Genetic Testing in Different Countries. In *Pediatric Epidemiology* (Vol. 21, pp. 30–40): Karger Publishers.

Salinas, Wang, & DeWan. (2018). Statistical Analysis of Multiple Phenotypes in Genetic Epidemiologic Studies: From Cross-Phenotype Associations to Pleiotropy. *Am J Epidemiol, 187*(4), 855–863. doi:https://doi.org/10.1093/aje/kwx296

Saukko, P. (2013). State of play in direct-to-consumer genetic testing for lifestyle-related diseases: market, marketing content, user experiences and regulation. *Proceedings of the Nutrition Society, 72*(1), 53–60.

Schaper, M., & Schicktanz, S. (2018). Medicine, market and communication: ethical considerations in regard to persuasive communication in direct-to-consumer genetic testing services. *BMC medical ethics, 19*(1), 56.

Schaper, M., & Wöhlke, S. (2019). "I would rather have it done by a doctor"—laypeople's perceptions of direct-to-consumer genetic testing (DTC GT) and its ethical implications. *Medicine, Health Care and Philosophy, 22*(1), 31–40.

Scherr. (2012). Genetic privacy & the fourth amendment: Unregulated surreptitious DNA harvesting. *Ga. L. Rev., 47*, 445.

Schicha, C., & Brosda, C. (2010). *Handbuch Medienethik*: VS Verlag für Sozialwissenschaften.

Schicktanz, S., & Naumann, J. (2003). *Bürgerkonferenz: Streitfall Gendiagnostik: Ein Modellprojekt der Bürgerbeteiligung am bioethischen Diskurs*: Springer-Verlag.

Schillhorn. (2017). *Gendiagnostikgesetz: Kommentar für die Praxis*: medhochzwei.

Schleit, J., Naylor, L. V., & Hisama, F. M. (2019). First, do no harm: direct-to-consumer genetic testing. *Genetics in Medicine, 21*(2), 510.

Schork. (2015). Personalized medicine: time for one-person trials. *Nature News, 520*(7549), 609.

Sharon, T. (2017). Self-tracking for health and the quantified self: Re-articulating autonomy, solidarity, and authenticity in an age of personalized healthcare. *Philosophy & Technology, 30*(1), 93–121.

Skorupinski, B., & Ott, K. (2000). *Technikfolgenabschätzung und Ethik.: Eine Verhältnisbestimmung in Theorie und Praxis*: VDF, Hochschulverlag AG an der ETH.

Spickhoff. (2018). *Medizinrecht: Kommentar*: C.H. Beck, München.

Statista. (2019a). *Desktop and mobile search market share of search engines in Germany in 2019*. Zuletzt aufgerufen am 03.07.2019, URL: https://www.statista.com/statistics/445974/search-engines-market-share-of-desktop-and-mobile-search-germany/.

Statista. (2019b). *Consumer Genetic Testing Is Gaining Momentum*. Zuletzt geöffnet am 03.07.2019, URL: https://www-statista-com.library.myebs.de/chart/17023/commercial-genetic-testing/.

Statista. (2019c). *Marktumsatz für direkte Verbraucher-Gentests weltweit bis 2020 (in Millionen US-Dollar)*. Zuletzt aufgerufen am 03.07.2019, URL: https://de.statista.com/statistik/daten/studie/971306/umfrage/marktumsatz-fuer-endverbraucher-gentests-weltweit/.

Statista. (2019d). *Selected technological advances in the genome sequencing area between 2003 and 2015*. Zuletzt aufgerufen am 03.07.2019, URL: https://www-statista-com.library.myebs.de/statistics/726769/genome-sequencing-technological-advances/.

Stelzer, G., Plaschkes, I., Oz-Levi, D., Alkelai, A., Olender, T., Zimmerman, S., . . . Nudel, R. (2016). VarElect: the phenotype-based variation prioritizer of the GeneCards Suite. *BMC genomics, 17*(2), 444.

Stewart, Wesselius, Schols, & Zeegers. (2018). Behavioural changes, sharing behaviour and psychological responses after receiving direct-to-consumer genetic test results: a systematic review and meta-analysis. *Journal of community genetics, 9*(1), 1–18.

Stoeklé. (2016). 23andMe: a new two-sided data-banking market model. *BMC medical ethics, 17*(1), 19.

Strachan. (2018). *Human Molecular Genetics* (Vol. 5): Taylor & Francis Ltd.

Su, P. (2013). Direct-to-consumer genetic testing: a comprehensive view. *The Yale journal of biology and medicine, 86*(3), 359.

Su, Y., Howard, H. C., & Borry, P. (2011). Users' motivations to purchase direct-to-consumer genome-wide testing: an exploratory study of personal stories. *Journal of community genetics, 2*(3), 135.

Swan. (2012). Health 2050: The realization of personalized medicine through crowdsourcing, the quantified self, and the participatory biocitizen. *Journal of personalized medicine, 2*(3), 93–118.

Tandy-Connor, S., Guiltinan, J., Krempely, K., LaDuca, H., Reineke, P., Gutierrez, S., . . . Davis, B. T. (2018). False-positive results released by direct-to-consumer genetic tests highlight the importance of clinical confirmation testing for appropriate patient care. *Genetics in Medicine, 20*(12), 1515.

Tanner, K., Kirchhof, P., Schulenburg, M. G. v. d., Wolfrum, R., Gantner, G., Molnár-Gábor, F., . . . Plöthner, M. (2016). *Genomanalysen als Informationseingriff: Ethische, juristische und ökonomische Analysen zum prädiktiven Potential der Genomsequenzierung*: Universitätsverlag Winter GmbH Heidelberg.

Taupitz. (2013). Genetische Untersuchungen zur Klärung der Abstammung. *MedR, 31*(1), 1–6.

Taylor, & Kidd. (2015). Home Telehealth Video Conferencing: Perceptions and Performance. *JMIR Mhealth Uhealth, 3*(3), e90. doi:https://doi.org/10.2196/mhealth.4666

Tercyak, Alford, & McBride. (2015). A new approach to assessing affect and the emotional implications of personal genomic testing for common disease risk. *Public health genomics, 18*(2), 104–112.

The New Yorker. (2018). Zuletzt aufgerufen am 22.09.2019, URL: https://www.newyorker.com/culture/culture-desk/the-apple-store-of-doctors-offices.

TheGuardian. (2002). Scientists cast doubt on 'irresponsible' claims for checks offered by Body Shop. Zuletzt geöffnet am 29.09.2019, URL: https://www.theguardian.com/uk/2002/mar/12/medicalscience.genetics.

Tonsaker, Bartlett, & Trpkov. (2014). Health information on the Internet: gold mine or minefield? *Canadian Family Physician, 60*(5), 407–408.

Tulchinsky, & Varavikova. (2014). *The new public health*: Academic Press.

Uhlig, C. (2012). *Trusted Feeds für Internet-Suchmaschinen. Grundlagen und Techniken zur Verwaltung, Transformation und Validierung*: Akademikerverlag.

Vayena, Hafen, & Prainsack. (2012). Experiences of early users of direct-to-consumer genomics in Switzerland: an exploratory study. *Public health genomics, 15*(6), 352–362.

Verbruggen. (2011). The FDA's Genetic Paternalism. *The Natioanl Review.*

Vöneky, S. (2012). *Ethische Standards im Wissenschaftsrecht* (Vol. 21): Springer-Verlag Berlin Heidelberg.

Vossenkuhl. (2013). *Der Schutz genetischer Daten: Unter besonderer Berücksichtigung des Gendiagnostikgesetzes*: Springer-Verlag.

Webborn, N., Williams, A., McNamee, M., Bouchard, C., Pitsiladis, Y., Ahmetov, I., . . . Collins, M. (2015). Direct-to-consumer genetic testing for predicting sports performance and talent identification: consensus statement. *Br J Sports Med, 49*(23), 1486–1491.

Weedon, M. N., Jackson, L., Harrison, J. W., Ruth, K. S., Tyrrell, J., Hattersley, A. T., & Wright, C. F. (2019). Very rare pathogenic genetic variants detected by SNP-chips are usually false positives: implications for direct-to-consumer genetic testing. *BioRxiv*, 696799.

Weichert. (2018). AncestryDNA ist in Deutschland. *Netzwerk Datenschutzexpertise.*

Wöhe, G., Döring, U., & Brösel, G. (2016). *Einführung in die allgemeine Betriebswirtschaftslehre*: Vahlen, Franz.

Wright, C. F., & Gregory-Jones, S. (2010). Size of the direct-to-consumer genomic testing market. *Genetics in Medicine, 12*(9), 594.

Wynn, J., & Chung, W. K. (2017). 23andMe paves the way for direct-to-consumer genetic health risk tests of limited clinical utility. *Annals of internal medicine, 167*(2), 125–126.

Wysocki, K., & Osier, N. (2019). Direct to consumer versus clinical genetic testing. *Journal of the American Association of Nurse Practitioners, 31*(3), 152–155.

Yetisen, Khademhosseini, & Butt. (2018). Wearables in medicine. *Advanced Materials, 30*(33), 1706910.

Zang, K. (2015). Genetische Untersuchungen zur Klärung der Abstammung. *Medizinrecht, 33*(10), 693–699.

Zhang, S. (2018). Big pharma would like your DNA. *The Atlantic.*

Printed in the United States
By Bookmasters